医者いらず、老いしらず

—人生100年時代の新・健康常識—

三石 巌

祥伝社黄金文庫

編集部より

本書は、分子栄養学を提唱し自ら実践するために一九八二年、八十一歳の時に株式会社メグビーを設立した三石巌先生が、一九九五年に出版された『医者いらず、老いしらず』の文庫版です。

三石先生は本書刊行から二年後の一九九七年一月、惜しまれながら九十五歳でお亡くなりになりましたが、その二週間前まで雪山でスキーを楽しんでおられました。

文字通り「死ぬまで現役」だった三石先生が、自分の健康のレベルアップを願う人たちのために、正しい知識を読みやすくまとめた一冊です。

ぜひ、あなたの健康長寿の参考になさってください。

目次

プロローグ　きわめてヘルシーな93歳——7
「事実は小説よりも奇なり」——8
私の歩んできた道すじ——19
なぜ健康で長寿なのか——28
旗印は近代合理主義——33

1章　健康常識の裏おもて——37
ジョギングは体によいのか——38
鶏卵とコレステロール——43

酒の功罪――51

2章 あたらしい栄養学――69
古典栄養学の落日――70
「栄養のバランス」など根拠なし――80
分子栄養学の考え方――83
分子は体内で何をしているのか――93
遺伝子レベル、DNAレベルの栄養学――105

3章 高タンパク健康法――111
タンパク質の意義――112

植物性か動物性か——118
私の食生活——134
病気に負けてはいられない——145

4章
活性酸素を撃退せよ——155

病魔の正体がわかった——156
活性酸素は怖い——162
どんな対抗手段があるのか——172
発ガンのメカニズム——暗躍する活性酸素——180
ガン予防の秘訣——185

エピローグ

「健康自主管理」への提言――191

健康をレベルで考える――192
ドン・キホーテとノーベル賞――207
健康医学は日進月歩する――222

あとがき――224

装丁　盛川和洋
図版　J-ART

プロローグ

きわめてヘルシーな93歳

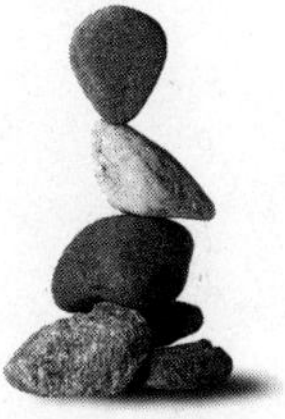

「事実は小説よりも奇なり」

含蓄のある言葉だ。これを言った人は誰だか知らないが、そして、その人には失礼だが、その精神をくんだつもりでこれを言いかえてみたいと思う。

「自然は奇跡を作るが小説は奇跡を作らない」

「自然は謎をしぜんに作るが小説は謎をデッチあげる」

私の魂胆は、古人の名言を健康問題あるいは生命問題にあてはめてみたいというところにある。私の目から見ると、人体には、人間の頭からはひねりだせないような奇跡、そして謎がいっぱいだ。ゴロの悪い私の迷言は、そこからきている。

『自然と遊戯』という書名の名著がある。あらわした人はノーベル化学賞をもらったドイツの物理学者マンフレッド＝アイゲンだ。私より二六ポイント若いが、知的レベルは私より二六ポイントどころか一〇〇ポイントも高いだろう。内緒で言うが、私も物理学者と間違えられることがある。

私に「自然の遊戯」という言葉は心地よく響く。これが自然の美学をついているからだろう。

私は自然の動きのことを「自然の自己運動」とよんでいる。自然は自分かってに動いているからだ。川は低いほうへと流れる。太陽が光れば月も光る。

科学的な頭はこのような自然現象がなぜおこるかを考える。謎が呈示されているからだ。私の迷言に「自然は謎をしぜんに作る」とあるのは、このあたりの事情に対応するものだ。

アイゲンはこのような現象を遊戯としたわけではない。これらはマクロの現象で、誰の目にもはっきり見える。アイゲンのいう遊戯はミクロの世界のものだ。電子顕微鏡でもはっきりしないような遊戯を彼はとりあげている。分子の遊戯といっておいて間違いはない。

アイゲンでなくても、原始状態の死の地球の上で、分子の自己運動から生命が生まれたことに疑問をもつ科学者はいない。宗教者は生命を作ったのは神だと主張するだろう。でも私は生命を作ったのは自然の自己運動だと言う。そして、自然の自己運動に主宰者がいると言うのなら、それを「神」としたらよかろう、というのが私の考え方である。

これに同意してくれるキリスト教の信者がいるのだから、私の神もうかばれるだろう。

原始の地球は草木もなく虫もいなかった。「うたた荒涼」という乃木希典《のぎまれすけ》の詩の文句がそっくりそのままあてはまった。そこにあったものは、ゴツゴツの岩山と海と大気だけだが、雨もあり風もふき稲妻が走っていた。

もしそこに小説家がいたら生命の誕生を思っただろうか。それはまぎれもなく「奇」だ。「奇跡」だ。偉大な作家も、そのような奇跡を書くことはできなかっただろう。

ところが、自然は「事実」としてこの奇跡を実現したのだ。「事実」はまさに小説よりも奇であった。

この奇跡をあらわしたものは、さまざまな元素の分子の遊戯であった。それこそは自然の遊戯であった。

生命の誕生は海の中でおきたと言われる。私はそれが、磯の岩のくぼみに漂った海水の中、と推測している。広い海の中の水は動いているので、遊戯で何かができても、そばから壊されるだろうと思うからだ。

自然の遊戯とここで言っているのは、いろいろな物質の分子のランダムな離合集散である。それは、でたらめなピースでジグソーパズルを組立てるような遊戯だった。組立てる意図がないのに、ひょっこり生物ができあがった、と言っていいだろう。それと同じようなことが、今我々の体内でおきている。自然の遊戯の延長上に生命はあると言っていいだろう。

このことは、自然の遊戯を知らないで体について、健康について考えるのは現代的でないということを思わせるのではないか。

自然の遊戯のステージのダンサーが分子であることはすぐにわかるだろう。では、演出をやるのは誰か？

それはエネルギーである。太陽は光と熱とを送ってくる。どちらもエネルギーだ。そこに雷が落ちれば電気エネルギーの加勢がある。

このあきることのない遊戯は四六時中続いた。ランダムな動きの中で、ダンサーは千変万化の組合わせを作った。つまり、さまざまな化合物を作った。生命の誕生という立場からすれば、それは無意味なゴミ以外のものではない。そのゴミは、ゴミとして残ったものもあり、分解したものもあり、といったところだったろう。

このでたらめの遊戯が六億年ほど続いたあげくのはてに奇跡がおきた。人間の頭がでっちあげることのできない大奇跡がおきた。

アミノ酸とＲＮＡとの出現である。それが同時にできなくたっていい。同時に同所にいるチャンスが与えられる必要があるだけだ。

アミノ酸とは何か。それはタンパク質の構成成分だ。

ＲＮＡとは何か。それはリボ核酸という名の核酸だ。これは遺伝子の役目もする。

例のアイゲンはＲＮＡについておもしろいことを考えているが、それは彼の本に記されているから、興味のある方は読まれるがいいと思う。

とにかく推理作家も遠くおよばない奇跡がおきた。ＲＮＡは自分とそっくり同じものを作ることができた。ということは、「子」を産むことができるということではないか。

また、ＲＮＡはアミノ酸とくっついたり、アミノ酸とアミノ酸とを繋いだりする。

どれも、どんな推理小説作家の頭からも出てくるとは思われないような、すばらしい奇跡ではないか。

この奇跡には、親が自分とそっくりの子を産む、という生命体の特性が、ちゃんと表われているではないか。生命は自然の遊戯の中から、自然の自己運動によって誕生したのである。神を自然の自己運動の主宰者とするのでなければ、神が生命をはぐくんだと言うことはできないのではないだろうか。

さっきはジグソーパズルをもちだした。これを解くためにはピースを動かさなければなるまい。このことはどう考えるべきなのか。

磯の岩のくぼみには海水がたまっている。そこには大気中の放電でできたいろいろな物質が溶けこんでいるはずだ。それがジグソーパズルのピースにあたる。

物理学の教えるところによれば、「熱」の正体は、分子のランダムな運動のエネルギーとされる。熱がある限り、その物体を作る分子はランダムな運動を続ける。したがって、温度が0度のとき分子は静止し、温度が高いほど分子運動のスピードは速いわけだ。そのスピードは新幹線レベルのものだと、大ざっぱに考えてさしつかえあるまい。

水たまりを作る分子はめちゃくちゃな「熱運動」をしている。それはぶつかり合い、つきとばし合っている。水分子がつきとばされるだけでなく、パズルのピースもつきとばされる。二つのピースがつきとばされてぶつかって、そのまま結合する場合がある。パズルはこうしてだんだんに作られてゆく。

このような微粒子の熱運動には「ブラウン運動」という名前がついている。昔、イギリスの植物学者ロバート＝ブラウンが発見した現象だからである。彼は顕微鏡のデッキグラスに水をたらし、そこに花粉を浮かべて覗いてみた。驚いたことに、その花粉は生きているかのように、すいすいと動き回っているではないか。

この奇跡には、ブラウン運動という名前はついたものの、彼にはその説明がつかなかった。それから百年ほどのちに、かのアルバート＝アインシュタインによって、これは完全に説明された次第である。

我々の血液の中で、血小板・GPT・ビタミンなどの微粒子は、全てブラウン運動をしているはずだ。それらのあいだには離合集散がおきているが、全ては気まぐれの遊戯なのだ。ジグソーパズルのゲームみたいなものだ。これは、生命誕生以前と変わりのない自然の自己運動なのである。

ジグソーパズルの二つのピースをABとしよう。これがうまくぶつかりあって、それだけで結合ができることもあるが、普通はだめだ。結合をとりもつ媒酌人が要求される。これを「酵素」という。さっきでてきたRNA（リボ核酸）は、遺伝子の役目もするが、酵素の役目もする。

だんだんわかってくるはずだが、酵素なしに生命はありえない。このことはしっかり覚えておいて頂きたい。

いずれにしても、生体の奇跡はミクロの世界でたえまなくおきている。しかもそれが「合目的」にである。目的にかなうようにおきている。それはまさに驚嘆に値する。

NK細胞というものが血中にある。これは免疫担当細胞の一つだ。このものはガン細胞を攻略する点で、ガンに関心をもつ人には見逃すことのできないものである。ガンの免疫療法というものがあるが、それの主流はNK細胞を増やすことにある。患者もしくは他人の血液をとり、それを増やして注射する方法だ。その奇跡ぶりを紹介しよう。

血中にガン細胞があったとする。そして近くにNK細胞がある。それぞれ勝手に動いているわけだから、衝突は全く偶然のできごとだ。

ガン細胞に接触したNK細胞は、数枚の長方形の板をくりだして、それをガン細胞にさしこむ。その板は桶の側面を作るように組立てられる。トンネル工法と同じことだ。

この作業が終わればガン細胞の膜にトンネルが開通する。その結果としてガン細胞は死んでしまう。なかみは外に出るし環境からは雑多なものが流れこむ。細胞膜という境界があってこそ、ガン細胞は生きていられるのだ。

生体の合目的性は、このような奇跡に見られるのである。このミクロの世界のできごとは、宿主のあずかり知らないところにおきている。事実は小説より奇なりどころのさたではない。

我々は自分の体内でおきている自然の自己運動なるものに関心をもたずに毎日を送って

いる。カゼをひいたとか頭が痛いとか、変わったことにぶつかると関心を示すが、なぜそれがおきたかを解明しようとは思わない。事実は小説よりも奇なりと知っていて見れば、当惑するのは当然だろう。一口に言ってしまえば、人体は奇跡にみちたブラックボックスなのである。

人体の自己運動にも、マクロの世界に顔をだすものがないではない。その例を一つ。

古い話だが、「新宿バス放火事件」があった。火だるまになって死んだ人もいたが、半死半生で助かった人がいる。意識を失ったまま病院に運ばれ、命をとりとめた女性を私は知っている。

私がその人を紹介されたのは一九九四年の秋、浜松の聖隷三方原病院の講堂であった。彼女の顔に火傷のあとはない。手を見せてくれたが、手首から腕の方へとケロイドがのびていることがわかった。私はマクロの世界のできごとの一部を覗いたことになる。

その翌年、つまり一九九五年の正月、私は彼女の夫君と会う機会があった。彼の話では、ケロイドがほぼ全身にできている。だが、ケロイドとケロイドのあいだに正常な皮膚が残っている、と言うのである。

夏になればお定まりの汗が出てくるわけだが、それは正常な皮膚の部分に限定される。

それでかゆくなる。そこをかくと出血する。夏は全身血だらけになるという凄い話をきかされた。

体の話でも、こういうマクロの世界のできごとなら難解なものではない。「奇」や「奇跡」の入りこむ余地もない。主治医はこれは一生治らないと言ったそうである。十四年も背負ってきたこの状態が治ったとしたら、それは奇跡だと、人は言うだろうか。事実は小説よりも奇なり、と人は言うだろうか。

私は「皮膚や汗腺の設計図が壊れていなければ治るはずです。しかし時間がどれだけかかるかわかりません」と、彼女に言った。

そして、体の設計図どおりに事が運ぶために必要な物質、つまり栄養物質を彼女に摂るようにすすめ改善された。私は、生体現象に現われる事実が小説よりも奇であることを知っている、と言っていいのかもしれない。この説明のためには、前にのべた生命の誕生の話までさかのぼらなければならない。そのとき、自然の遊戯からRNAが生まれた。それが遺伝子として働くと書いておいた。

原始の時代、遺伝子はRNAであったが、現在その主流はRNAではなくDNAである。RNAを遺伝子とするのは「RNAウイルス」のみとなった。RNAとDNAとの関係は、鋳物と鋳型の関係に例えられる。いわばそれらは兄弟のようなものである。

我々の外形も、器官の形や機能も、「情報」として親から子に伝えられる。この情報を「遺伝情報」という。そして、遺伝情報の担い手を「遺伝子」という。

遺伝学の開祖はオーストリアのグレゴール＝ヨハン＝メンデルである。彼は、遺伝子を具体的な物質としたのではなく、むしろ架空の存在とした。それを具体的な実在としてとらえたのは、イギリスの分子生物学者フランシス＝クリックとアメリカの分子生物学者ジェームズ＝ワトソンとの共同研究であった。一九五三年のことである。

遺伝子が、生物を構成する全ての要素をあたえるとすれば、それを「生体の設計図」としてさしつかえあるまい。いずれにせよ、ワトソン・クリックは生命の秘密をとき、生物学を法則科学のレベルにひきあげる、という偉大な仕事をした。一九五八年にクリックは「分子生物学」の成立を宣言した。これは「バイオサイエンス」ともよぶことができる。

冒頭にかかげた「事実は小説よりも奇なり」という名言から派生した私の迷言は、次の二つである。

「自然は奇跡を作るが小説は奇跡を作らない」

「自然は謎をしぜんに作るが小説は謎をデッチあげる」

この言い換えがぴったりくると思う人はいないだろう。私自身でさえそうである。

しかし、この本文を読まれた方は、科学の重みをさとるだろう。それは科学の価値の認識にほかならない。これは重要なことだ。科学が小説の頭では考えおよばない世界を広げていることがおわかりだろうか。

科学はごまかしがきかない。ここまで読まれれば、このこともおわかりだと思う。科学はごまかしがきかないからこわいのである。

体の問題、健康の問題はごまかしがきかない。それは、科学の問題だからである。

ここまでくると、「事実は小説よりも奇なり」という名言が、よりはっきりした形で受け止められることになるのではないか、と私は思う。

私の歩んできた道すじ

私は八十歳で起業した自社の食品を食べている。

私の職業は著述業ということになっている。それがどうしてこんなことになったのか、今回、そのいきさつを披露することになってしまった。

私はもともと物理の教師である。大学で物理を専攻したからのことだが、卒業したときは就職係の長岡半太郎先生から、海軍へ行けと言われた。造機中尉にいきなりなれるという話だった。当時、日本の魚雷は世界一と言われたものである。その研究ということだった。その研究はおもしろいだろうが、私は軍が嫌いだ。それで、その場で断った。それ以来、この世界的物理学者は、キャンパスで出会っても、私の方を見なくなった。

こんなエピソードを何のために書いたのか、いぶかられる方もいることだろう。私は、人生が岐路にみちていると思っている。このときの私の選択は、今日いわゆる栄養補完食品を食べ、またそれで食べているという私の人生航路の出発点であったことに、間違いないのだ。

私は少年時代から発明家を夢みていた。小学三年生の頃、わが家に初めて電灯がともった。それがエジソンという人の発明だと聞いたときの感動に、私の歩む道を方向づけるだけのエネルギーがあったということだ。

私の家は極貧だったが、就職するつもりはなく、大学院に進学した。大学院はあってもそこに進む人が皆無という時代にである。工学部の電気工学科の大学院だ。教授も面くらって新輸入の光学機械を与えてくれた。私は蛍光灯のような冷たい電灯の研究をしたかったのである。一九二五年のことだから、蛍光灯もネオンランプもまだない。私は住込みの家庭教師となって、家計を支えながらの通学という二年間を送った。

何だ、お前は発明家になれなかったではないか、と私を知る人は言うかもしれぬ。一方で、実は私は特許とか実用新案とかいうものをたくさんもっている。光ファイバーに関する特許もある。しかし今の私にとって、そんなものはどうでもいいのだ。特許庁のお世話にならないような発明をいくつもやっているからである。それを並べてみてもいい。分子栄養学がそれだ。それは今私の飯の種になっている。飯の種にならないような発明もいくつかある。史的自己運動論、情報価値構造論、DNA記憶説、価値体系論などがそれだ。海軍将校へのコースを選んでいたら、こんなものは一つもありえなかったに違いない。

私の人生を現在に繋ぐ重要なポイントは、もう一つある。それは戦時中のことだ。

第二次世界大戦の最中に、一高（いまの東大教養学部）の恩師竹内潔先生が家にみえて、教授として招きたいという話を家内にされた。そしてまたその二日後に、大学の三年後輩の文部省科学官菅井準一君から、津田塾専門学校に理科を新設するので、その物理化学科へ行ってくれという話がきた。私は大学院を終えて一年後に創立された日大工学部に勤めていた。また、日大に就職してまもなく、一高での恩師和田八重造先生に招かれて、羽仁もと子女史の自由学園の講師にもなった。そこでは高等部に科学グループを作って、霜柱の研究を指導した実績がある。この業績はかつてのクラスメートの北大教授中谷宇吉郎君に、学位論文レベルのものだとの評価を受けている。そしてその研究は中谷君に、そしてその後は北海道教育大学の矢作教授にめんめんと引継がれている。

しかし、戦争が始まると、物情騒然の空気は教育を荒廃の方向へ落としていった。教授の一部は大学経営上の不正を告発し、全学的なストライキを構えた。それは軍部の圧力によって挫折したわけだが、そのとき以来、私は教育に対する情熱を失ってしまった。そして、乞われるままに武蔵高校に勤め慶大工学部に勤めるなど、甘んじて浮き草のように動きながら執筆活動へと傾斜していった。そこに竹内先生と菅井君の手がのびてきたのである。当時、大学で物理学科を設けているのは国立大学ふたつぐらいのもので、そこを卒業する学生の数は五十名に満たなかったであろう。物理学をやった人間にとって、社会は売手市場だった。

岐路というものについて私は次のように考える。まず、岐路は可能性を限定する。岐路を選択するたびに、その人の可能性の幅は狭くなる。これにつれて専門性が出てくる。専門を深めようとすればするほど可能性の幅は狭くなって、専門バカの様相を呈してくる。マックス＝ウェーバーに言わせたら、岐路の選択では、理念によるか利害によるかが問われることになるだろう。私の場合、理念によると言えるほどのものではなかったが、利害によるものでないことは確信をもって言える。

竹内先生はよく言っていた。一高には、この世の中にこんな頭のいい人間はいるかと思うような新入生が、毎年必ず一人や二人はいると。このような秀才は学者として大成させなければならぬ。したがって教授は学者でなければならぬ。

私は学者になろうと思ったことのない人間だ。そのような者が一高教授になることは日本のために宜しくない、と私は考えた。

私は専門バカにもなりたくない。文部省は当時、女子の上級学校の多くに理科の設置をすすめていたが、津田ならば物理学者になろうなどと考える人はいないだろう。津田の理科は思ったとおり自由だった。私は自由人なのだ。だから専門をもたない。いわば何でも屋である。

だがしかし、私は全ての岐路の選択において一本の筋を通してきた。それは、科学の筋であり生活者の筋である。私は決して栄養学者ではない。だから本書の本質は栄養学の本ではない。生活者のための科学の本である。

理科離れという言葉は流行語の一つになったようだが、この本には理科離れを矯正する役割があるはず、と私は考えている。体の問題は、科学の世界の入口として絶好、というのが私の持論である。『ガンは予防できる』(阿部出版)を書いたとき、朝日新聞の長倉功氏は、私を評して科学教育家とした。それはどうも当たっているようだ。

戦後、教育制度改革のなかで新制大学というものが発足した。津田塾専門学校が新制津田塾大学になるとき、物理化学科は廃止になった。莫大な資金がいるからである。そして私は、物理化学科が消えるより少し前に、学校教師の足を洗った。

実を言うと、私は物理学以外の科学をかるく見る傾向が強かった。だからカントの学問論のようなものは知らなかった。にもかかわらず、それと同じような考えをもっていた。彼が、確実堅固な学問のモデルとしてニュートン物理学をあげていたからである。

私の著書のうちベストセラーはいくつかあるが、旺文社の『中学生の理科』はその大きな山である。これは一年用、二年用、三年用の三冊であるが、発売当初二カ月に一回ほどのペースで版を重ねたものであった。中学理科のカバーする領域は広い。執筆にあたっては、物理学だけの知識では何ともならない。私はそれまでバカにしていた生物学まで勉強しなければならぬ破目に陥った。いわば絶体絶命の状態であった。

一九五三年には、戦後教育の新しい動きの中で、私が顧問をしていた中教出版の小学、中学の理科教科書の単独執筆も引受けた。これは読売新聞に大きく取上げられ絶賛を博したが、採択する学校は例外的であった。今は知らないが、当時は教科書の採択は袖の下で行なわれていたものだ。この仕事を私は五十日余りでやってのけた。いわゆる栄養食品の時代より前の話だが、私は男性ホルモンを毎日打った。仕事を終えたとき、体重は五キロ増え、微熱が半年続いた。その後に何もなかったことは、タフな体質を証明するのだろうが、その頃は健康に対する関心は全くなかった。この作業の中で、私の視野は自然科学の全領域をカバーするものとなった。いわゆる理科ものの原稿書きとしての資格を得たことになる。

一方、私は教え子を中心とする定期的な勉強会を組織した。ここでの主題は一定せず、テキストを使うことが多かった。ここで私は、知的緊張を全方位的に実現することを学ぶことができた。

かくしてオールラウンダーになったとき、私は学問を自分の日常に役立てることを至上命令と思うようになった。長倉功氏はこの段階にきた私をさして科学教育家と評したのだと、受取ることにしたい。

還暦の年一九六一年、白内障と診断された。二、三年したら失明するだろうからそのとき来るようにと東大眼科教授に言われたとき、私は自分で何とかしようと決心した。自分の健康は自分で守るべきものと考えたからだ。この後日談については後で触れる。

私の勉強会ではDNAの本も読んでいた。当然のこととして、私の健康管理学も栄養学も遺伝子レベルのものとなった。オールラウンダーは、何が正しい道であるかを直観的にかぎつけることができる。

私の歩んだ道を振り返ると、どうしても岐路の重要性を思わせられる。私の岐路の選択は、視野をせばめる方向へではなく、視野を広げる方向へむかった。専門化の方向へではなく、非専門化・普遍化へむかった。

アメリカでは健康診断の項目のトップに、生き甲斐は何かをあげるという話を聞いたことがある。人間はボケる日まで生き甲斐を追求する動物だと言ってよかろう。それをはっきりと意識することを健康の第一条件とすることは、大いなる見識であろう。

私の生き甲斐は「参加」だ。サルトルは参加を説き「参加の文学」を説いた。そしてついに、「文学は無害なものになりつつある」と嘆いて文学を捨てた。

ここに言う参加は歴史参加の意味である。

ベネデット＝クローチェは「歴史は天気予報ではない、一人ひとりが作るものである」と言った。参加とは、自分も歴史を作る人になりたい、というほどの意味である。

私は今、健康管理の方法を伝えようとしている。それは人類の歴史に貢献するはず、と思っているからである。

一九八一年、私はメガビタミン協会（現・三石理論研究所）という法人を作って、新しい健康管理学を普及する運動の拠点とした。そしてそれの実践のための食品を提供する会社を、その翌年に創立した。これで研究部と事業部を用意したことになる。

私の活動の余命は、せいぜい七年位だろう。それは百歳までの意味だ。生き甲斐がますます重くなる感じだ。本書が読者諸君の生き甲斐に貢献することを願う。

私の歩んできた道すじが読者諸君にどのように参考になるのかわからないが、何かを考える糸口になれば幸いである。

この項のしめくくりの言葉は、序文のようになってしまうが、詐《いつわ》らざる心境の吐露、ということになるだろう。

なぜ健康で長寿なのか

私は今のところ健康である。そして年は九十三だから長寿といっていいだろう。では、なぜお前は健康で長寿なのかとたずねられたら、健康管理をちゃんとやっているからだ、と答えることになる。

健康管理をちゃんとやっていても健康で長寿と決まったものではない。車にぶつかったら一巻の終わりだ。私が健康で長寿だということは、交通事故にもあわず、駅の階段でつきとばされたこともないからだ。考えてみれば当然のことではないか。全ては簡単明瞭だ。

それならお前の健康管理はどんなものか、と聞きたがる人がいるかもしれない。が、それは三石流だ。

新聞を見ればすぐにわかることだが、科学上の発見というものは目まぐるしいほど盛んにでてくる。それは、科学に未知の領域がたくさんあることの証明ではないのか。

健康は科学の問題の一つだ。健康についての情報は日一日と増えつつある。知識が新しくなっている、ということではないのか。それはつまり、今は昔より進んでいるということであり、昔のものは次々と捨てられていくということだ。古いものをいつまでも信じている人間は科学というものを知らないことになるのである。それは、東京から京都へ行くのに新幹線ができていることを知らないで足で歩くようなものだ。交通の問題なら誰の目にも見えるものだから、この話はよくわかるだろう。しかし、体の中の問題は目に見えないから、どんなおかしな考えも、口先ひとつでまことしやかに聞こえるものだ。このたぐいの話がごろごろ転がっていることは、健康雑誌の目次を新聞広告で見ればいやと言うほどたくさんあることでわかる。そして、そういう雑誌がじゃんじゃん売れているのだからお目出度いことだ。

識者という者がいるならば、多くの健康雑誌が理科離れをバックとする衆愚雑誌であることを告発するだろう。私も利用されることがあるが気分が悪い。マンガ雑誌のつもりで笑いながら読むことをおすすめする。科学を知る人間からすれば、根拠のない詐欺に等しい記事が珍しくないのである。

理科離れの世の中に、理科離れでない大衆雑誌が根づくはずはない。結局、一般市民はウソの情報に踊らされ、その事実を知らずに健康管理を自主的にやっているつもりになっているのだ。これを滑稽と思い、苦々しさを咬み殺している少数派は、あまりのバカバカしさに沈黙しているのが現状である。彼等がわめいてみたところで、理科離れの大衆は何も感じはしないのだ。

ここに記した現状は健康関係の雑誌ばかりではない。単行本についても大した違いはない。

出版界の常識だが、単行本の多くはゴーストライターの手で書かれているといわれる。健康関係の本ともなれば、その大部分はゴーストライターの書いたものだ。友人に、あるミネラルを用いた健康法の本のゴーストライターがいる。よくいくつも同じような本が書けるね、と言ったら、このミネラルは効くと書けばいいんだから簡単だ、という答がかえってきた。文筆の専門家は、どんな注文もあっさり引受けるだけの腕をもっている。

私の知っている二人の治療師と一人の医師は、ゴーストライターの手に成るスマートな著書を宣伝して回っている。私は『一九〇一年生まれ、九十二歳、ボクは現役。』(経済界)——現在は祥伝社黄金文庫から『医学常識はウソだらけ　実践対策編』として出版——という本を書いたが、これを依頼にきた編集者は、ゴーストライター同伴だった。この業界はみごとな手回しを誇っているものらしい。

この本の中で、私は出版界の楽屋を披露することとなった。楽屋に興味をおもちの方にはその方面の本をすすめればいいわけだから、ここにはべつのことを書くつもりである。お断りする必要もあるまいが、私は文筆家のはしくれだから、ゴーストライターをわずらわすような恥ずべきことはやらない。

わが子のアトピー性皮膚炎に手をやく親御さんがいたとしよう。彼は新聞を広げているうちに健康雑誌の広告に目をやった。そしてアトピー性皮膚炎がある薬で治ったという記事の見出しにぶつかった。

このたぐいの記事をハウツーモノという。どうしたら治るかという内容のものだ。健康に関係する雑誌や単行本は、ほとんど全部がハウツーモノに属する。

原則論でお気にさわるかもしれないが、ハウツーモノをいくら乱読しても、健康のこと、体のことを理解するのは無理だ。断片的に特定の病気の治療法を知ってみたところで、体全部のことがわかるはずはないではないか。バラバラな情報をかってに集めても、体の仕組みは相変わらずのブラックボックスなのだ。

実は、ここに書いたような考え方はカントからきている。そんなよその国の人間の考え方を持ち出してきてもったいをつけるのは気に入らないと言われるかもしれないが、あえて私がカントを持ち出すのは、彼を偉大な哲学者だと思っているからにほかならない。すでに亡き名映画女優マレーネ＝ディートリッヒが、いつもカントの言葉を口にしていたことに、私は感心しているのだ。

カントの学問論というのがある。情報をいくらいじくっても確実堅固な学問にはならない、と言うのである。その情報に客観性があってもである。

健康科学とか栄養学とかと称するものが、もし確実堅固な学問であったとすれば、それは経験や観察からとりだした情報をいじくったものであるはずがない。カント流に言えば、そういうことになる。それはつまり、今のいわゆる健康科学や栄養学が、確実堅固な学問、つまりごまかしの余地のない学問ではないということを意味する。

私はそんな情報に基づいて健康管理をやってはいない。だからこそ健康でいられ、長寿を保っている、と言っておこう。

体について考えるにしても健康について考えるにしても、およそ物を考えるときには「考え方の枠組」を用意しなければならない。これは英語ではパラダイムだ。

幸いにして我々は、ワトソン・クリックの両氏のおかげで、生命現象の根底にＤＮＡのあることを教えられた。そのことはすなわち、生命現象を考えるときのパラダイムの中心にDNAがなければならないことを示唆するものだ。

パラダイムを「考え方の枠組」としたのは、科学史家トーマス＝クーンである。カントはパラダイムの今日的意義を知るはずはないが、彼ならば、パラダイムなしに確実堅固な学問は作れない、と言ったことだろう。念のために言えば、学問を英語で言うとサイエンスである。これは科学の意味だ。ドイツ語ではヴィッセンシャフト。これも科学を意味している。

硬い話はごめんだと言う方には、失礼だが、そういう頭の持主なら、健康のことや栄養のことなどに口を出さないほうがいい。つべこべ言わずに、自分の体を医者にあずけるがいい。パラダイムをもたずに物を考えると、屁理屈がパラダイムの顔をして出しゃばってくるからだ。屁理屈が真理を語ることはまずない。

旗印は近代合理主義

人類が生物進化の頂点にいることは疑いもない事実である。脊椎動物に限ってみれば、魚類から両生類へ、両生類から爬虫類・哺乳類へと進化の道すじをたどることができる。

ところで、人類の特性の一つとして、感性のほかに知性をもっていることをあげることができる。この二つが魚類にもあるかというと、そうではない。感性をもつことは感覚をもつこととは違うのだ。

その感性は、両生類にも爬虫類にもない。感性は高等哺乳類に初めて見られるものである。犬がペットとしてかわいがられるのは、そこに感性があるためにほかならない。犬の感性が人間ほどデリケートで豊かでないのは、言語をもたないところからきている。言語は感性を増幅したり抑制したりすることができるのである。そしてこれら全てのことは、脳のメカニズムから説明される。

知性となれば、これは人間の独占である。これが言語と密接な関係をもつからだ。言語は知性の土台となって、これを磨くのである。

言語の重要な役割は、論理を組立てるところにある。論理を展開することによって、我々は真理に到達することができる。真理の把握は知性の成果であり勝利である。これも合理主義の成果、合理主義の勝利と言ってよい。

合理主義はもともと科学の精神であった。二〇世紀になって科学が飛躍的な発展をとげたことを知らない人はない。それは近代合理主義の栄光と言っていいだろう。

近代合理主義のデメリットを指摘する人がいることは確かである。その根拠に否定しえないもののあることも確かである。しかし、こと科学に関する限り、科学の領域の論理に関する限り、合理主義の貫徹は美徳なのだ。そこにデメリットを云々《うんぬん》される余地はないのである。これを我田引水などと批判されては私の立場がなくなってしまう。

結局、私の健康は近代合理主義の産物だと言っていいからだ。それは、科学のすじ道を一歩たりともはずれることのない日常の賜《たまもの》なのだ。それは私の自慢でも何でもない。自慢する値打ちのあるものがあったとすれば、それは科学であり近代合理主義なのだ。

私は分子栄養学の旗を、そしてメガビタミン主義の旗をかかげている。その旗を支えるポールの実体が、科学であり近代合理主義であることは、ここまで読んでこられた方々には了解されるに違いない、と私は思っている。

1章

健康常識の裏おもて

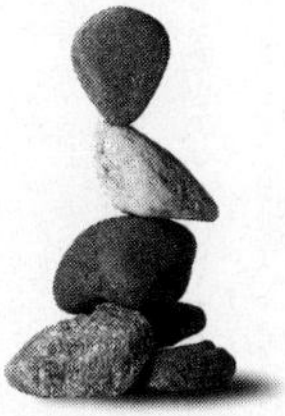

ジョギングは体によいのか

ジョギングという英語は、「とぼとぼ歩く」という意味だ。それを適当なスピードで走るという意味に変えたのがフィックスというアメリカ人だった。彼はこれを独特な健康法として売出すことに成功した。

これはスポーツの一種ということになるだろうが、結局、スポーツは健康にいいという神話に便乗したものということになるだろう。

ただし、近代合理主義からすれば、スポーツが健康にいいという話に根拠を求めるのは無理だ。DNAレベルで生体を考えたとき、そんな判断はでてこないだろう。

ジョギングの開祖フィックスが、ジョギング姿で路上で死んだことはよく知られている。五十歳代のなかばで命を落としたわけだが、ジョギングをやらなかったらまだ二、三十年は生きられたのではあるまいか。

もっとも、彼の死は、表向きは交通事故ということになっている。ジョギングで死んだ、などという話は、この健康法にとっては名折れになるからまずいのである。

このような不幸な事故がいくたびか起きると、医師は事前のドクターチェックの必要を説いた。それからのち、ジョギングに出発するまえに健康診断を受けることが常識になったかどうか、私は知らない。私は、ジョギングどころか散歩もしない人間だからである。フィックスが死んでもジョギングは死ななかった。日本でもジョギングの習慣をもつ人は少なくないようだ。

ジョギングのような持続的な運動を毎日のようにやっていると、「エンドルフィン」という名の脳内ホルモンが出てくる。「エンド」とは脳内の意味、「オルフィン」とはモルフィンの意味である。モルヒネは、多幸感をよび、痛みを忘れさせる麻薬として知られているが、これがモルフィンだ。ジョギングのような運動が習慣化すると、怪我をしても気がつかないばかりでなく、麻薬中毒的なやみつきになるそうだ。

金子仁先生といえば、日本医大で老人学の権威として知られる人だった。この先生がフィックスの二の舞をやってしまったのだ。それがきっかけかどうかわからないが、その頃からジョギングの前のドクターチェックの話は立ち消えになった。

では、ジョギングが人の命を奪うのはなぜだろうか。念のために言うが、なぜとの問いに正しく答えることのできるのは科学の頭であって、それ以外のものではない。その問いが自然に関するものに限られることは勿論である。例えば、栄養の問題とか人体生理の問題とかである。

ジョギングでも一般のスポーツでも、大きな出力が要求される。エネルギー消費が大きいということだ。それはつまり、ブドウ糖や脂肪酸などのいわゆるエネルギー源の燃焼量が大きいということになる。そうなれば、無論燃焼のための酸素の量も大きいわけだ。

このように体内でエネルギーを作るとき、そこで消費される酸素の約二%は、有効に利用されないで「活性酸素」というものに変化する。

活性酸素という名の酸素は二〇世紀末になって初めて問題になった怪物であって、現代のキーワードの一つになっている。これの詳細はあとにゆずるが、ここではその一面を紹介する。

活性酸素とは何かと尋ねられたら、私はまず酸化力の強い酸素だと言っておく。酸化力は酸素の活性そのものなのである。

酸素が活性化するとは、その酸化力が強くなったことなのだ。活性酸素は体の組織を酸化する。これによって組織はサビるわけだ。

細胞膜は非常に酸化しやすい。酸化すればそれは破れる。活性酸素はそれがふれるものを何でも酸化しようとする。よって、これには傷害作用があることになる。

活性酸素を処理して水などの無害な物質に変える働きをする物質を「スカベンジャー」という。これについての詳細もあとにゆずるわけだが、人体はスカベンジャーを自前で作っている。しかしその量は加齢とともに減ってゆく。四十歳あたりから、その減少は顕著になる。ということは、中高年になればエネルギー消費量の多いスポーツは無理ということだ。フィックスも金子先生も、活性酸素について何も知らなかったがために、自信にみちたジョギングの最中に酸素中毒にやられたのである。脳内モルヒネでいい気分にひたっているうちに、突如として昇天したことになるだろう。

東大の加藤邦彦先生が、『スポーツは体にわるい――酸素毒とストレスの生物学』（光文社）という本を書いている。なぜそういうことになるかという理由は、ここまでこの本をお読みになればわかって頂けるはずである。

もう一つ例をあげよう。ショウジョウバエという名の、果物につく小さなハエがある。これを小さな容器にいれておくと、運動はあまりできない。大きな容器にいれておくと、さかんに飛び回ることができる。小さな容器のハエの寿命は、大きな容器のハエの寿命より長い。これは、スポーツが体に悪いということの証明だといえるのではないか。ちなみに加藤先生は動物学者である。

ジョギング姿で道ばたに倒れている人を見たら、誰だって、無理をしたに違いないという判断を下すのが普通だろう。その場合、無理とは何か。それはスカベンジャーの分子数より多くの活性酸素分子が発生したということだ。スカベンジャーの手をのがれた活性酸素がかってないたずらをやらかしたということだ。

このくだりで読者諸君が学ぶべきものは何だろうか。

エネルギー消費の大きいスポーツ、出力の大きいスポーツは、スカベンジャーの生産量の多い年代に向いているということだ。そしてスカベンジャーの生産量は、ドクターチェックの対象になっていないということだ。

出力の大きいスポーツは、若者の特権だと言っておこう。

プロスポーツマンはいかに優秀な人でも、四十をすぎたら評論家に転向するのが利口だろう。ただし、その道に進むためには、この本ぐらいは読んでおくのがいいだろう。

鶏卵とコレステロール

私が小学校にあがるころ、つまり一九〇八年頃、ロシアにアニチコフという医学者がいた。彼は血中コレステロールに興味をもっていて、その数値の変動を調べる実験をやろうとした。血中コレステロール値が高いと、心臓とか脳とか重要な器官に病気がおきやすいとでも考えたのだろう。

彼は、食生活と血中コレステロール値との関係を動物実験でつきとめようと思った。そして、実験動物としてウサギを選んだ。同じロシアの生理学者パブロフが犬を選んだのと比べて、これはおもしろいことだ。犬なら捨て犬をひっぱってくればタダだ。パブロフはそう考えて犬を選んだと言われている。アニチコフの方が余裕があったのかもしれない、などと推察してみたくなる。

今にして思えば、アニチコフはウサギのかわりに犬を使えばよかった。間違ったコレステロール神話のもとはウサギにあったからである。

アニチコフは鶏卵や牛乳を実験動物に与えてみた。これらの食品がコレステロールを含んでいるからである。そして血液をとって調べてみると、案の定コレステロール値が高くなっていた。医者の先生方が、卵のようなコレステロールを含む食品を食べると血中コレステロール値があがる、だから卵を食べてはいけない、と言っているコレステロール神話の源はここにあったのだ。

では、ウサギでなく犬にすればよかったと私が言っているのはなぜか。それは、犬が雑食性なのに対して、ウサギは草食性だからである。ウサギはもともと、ニワトリの卵を食べることも牛乳を飲むこともしない動物なのだ。コレステロールを含む餌をとらない動物なのだ。

コレステロールは動物性食品だけに含まれる物質である。コレステロールは動物の体を作る細胞の膜に含まれている。全ての動物の全ての細胞にとって、コレステロールはなくてはならぬ成分なのである。これとは違って、植物の細胞の膜にはコレステロールのかわりにセルロースが含まれている。これは、いわゆる食物繊維の一つだ。キノコやカビや甲殻類の殻の場合、コレステロールでもセルロースでもなく、キチン・キトサンが含まれている。

これらの話は余談ということになるが、このたぐいの余談をバカにしてはいけない。シッペ返しのくるときがないではないのだ。

このコレステロール神話にいちばん迷惑したのは鶏卵業者だ。彼らは有志をつのって毎日一〇個ずつ卵を食ってみた。そして血中コレステロール値を計ってみた。

結果はどうだったか。コレステロール値に有意の上昇はなかったのだ。人類は草食性の動物でないことが証明されたのである。

鶏卵組合の人たちは素人集団だ。このデータは信用しかねるという判断からかどうかは知らないが、こんどは国立栄養研究所（現・国立健康・栄養研究所）で同じ実験の追試をやった。案の定、結果は同様であった。

これによって鶏卵の需要が拡大したかというと、そうではない。卵は相変わらず医者に嫌われ、その値段は十年一日の如く低くおさえられている。

浜松のS病院の医師は、患者の食膳に卵がついているのを見て栄養士に激怒したという。これが例外的な話であるとは思えない。コレステロール神話は、もう百年も続いているのである。

哲学には「認識論」という部門がある。これは、ある情報の出所はどこか、その情報はどの範囲で妥当であるか、を問うものだ。コレステロール神話を認識論にかけてみたらどういうことになるか、試みて頂くのも一興だろう。

鶏卵のコレステロール神話は、医師の権威を落とし、卵の値段を安値安定におとしいれた。我々一般消費者にとって、前者はともかく後者は歓迎すべきことではある。

食生活の内容はめいめいの自由であるから、ベジタリアンも結構だ。純粋のベジタリアンがいたとすると、彼はコレステロールを摂取することがない。ところがすでに述べたとおり、この物質は細胞膜の成分である。絶対に必要なものだ。したがってベジタリアンの肝臓は、雑食者より多くのコレステロールを合成しなければならなくなる。動物性食品を毛嫌いしない人ならば、コレステロールを食品から得ることによって肝臓の負担を軽減することができるのに、である。

実を言うと、コレステロールの役目は細胞膜の形成だけにあるのではない。このものはステロイドホルモンの材料にもなる。ステロイドとはコレステロール類を指す言葉である。

ステロイドホルモンの例は、副腎皮質ホルモン・性ホルモン・ビタミンDなどである。ベジタリアンの体内では、ステロイドホルモンが不足がちになる恐れがあるだろう。コレステロール需要のレベルは高い。卵や肉をたっぷり食べても、コレステロールの摂取量は必要量の半分にもならないのだ。

コレステロールの自家生産には、メリットもある。このとき副産物として「ユビキノン」が出てくるからだ。これは脂溶性ビタミンの一種でコエンザイムQ10ともよばれ、不整脈の薬として薬剤化されている。現在これは人工的に合成されているが、もとはタバコの葉から抽出されていたものだ。ベジタリアンの心臓が強い、という事実があったらおもしろいのだが。

ユビキノンが不整脈に効くわけはこうである。心臓はたえず拍動をくり返しているが、それに必要なエネルギーは相当なものだ。もしエネルギーが不足していると、心臓は拍出力が不足するから、あわてて小刻みに収縮せざるをえない。そこでバタバタと動いては少し休んだりする。これがつまり不整脈といわれるものだ。

心臓でも脳でも腎臓でも手足でも、どこが働くのにもエネルギーがなくてはならない。そのエネルギー発生機構は全ての細胞にそなわっている。その名を「ミトコンドリア」という。これはソーセージ型のもので、細胞一つあたり平均千個はあるといわれる。

ミトコンドリアはエネルギー源を酸素と一緒にとりこんでエネルギーを作りだす。これは化学反応のシリーズの形になるが、それをエネルギー代謝とよぶことになっている。このエネルギー代謝の第一段階を握っている物質がユビキノンなのだ。ユビキノンがなくては話は始まらない、ということになる。

ミトコンドリア病というやっかいな病気がある。これはエネルギー代謝のうまくいかないミトコンドリアをたくさん抱えたためになる病気だ。

私はミトコンドリア病の女子高生を知っている。エネルギー消費のレベルが低いとき、この病気は表面化しない。彼女はあるとき、学校の二〇キロ競歩に参加した。すると、全身の筋肉が動かなくなった。ベッドに寝たきりで、口もきけず嚥下もできない。

私は彼女を病院に見舞ったが、この発作は二度目であった。最初のとき、私は親御さんにユビキノンを毎日摂るように伝えた。それですっかり治ったものだから、彼女は安心して競歩のような出力の大きいスポーツに参加してしまったのだ。

余談だが、病院は何もしていなかった。ミトコンドリア病の知識がないようだった。

ミトコンドリア病の原因の一つは、宇宙線である。宇宙線という名の放射線は、我々の体をたえず貫通している。そのことをご存じだろうか。放射線のあたる数を調べるカウンター（計数管）を体にあててみると、体を通過してくる放射線がポンポンとせわしく音をたてる。マイクロフォン位の太さのその装置に入射する放射線の数は、一秒間に数個ほどもある。我々の体は、放射線の機関銃にさらされているようなものだ。

放射線の照射を受けたら体にはそれだけのことがおこる。体内の水分子が二つに割れて、例の活性酸素になる。それがDNAにぶつかれば突然変異がおこるのだ。

人体のDNAは細胞核の中にもありミトコンドリアの中にもある。核内DNAは核膜に守られているうえに、変異がおきても修復能力が高い。ところが、ミトコンドリアDNAは修復能力がほとんどゼロである。

これは聞き捨てにできる話ではない。厳密にいえば、我々の出力、つまりエネルギー発生量は時々刻々に低下しつつあるのだ。どこかの細胞のミトコンドリアが宇宙線にやられて出力低下をおこしている可能性があるからだ。

もう一度、鶏卵に戻ることとしよう。

鶏卵を割ってみると、白身と黄身とに分かれている。白身は丸ごとタンパク質であって、実質は酵素である。白身をひよこの体を組立てる材料とすれば、黄身はそこに供給される栄養物質ということになるだろう。

白身のタンパク質には特別な役割をもつものがいくつかある。オボムコイド、オボフェリチン、アビジンがそれだ。「オボ」はラテン語の卵を表わす言葉からきている。

オボムコイドはタンパク分解酵素阻害剤である。卵がヘビに飲まれたとき、オボムコイドが働いて、卵白タンパクがヘビの消化液によって分解され、ヘビの栄養になるのを防ぐわけだ。無論、これはヘビだけのことではない。人間でも同じだ。オボムコイドは熱に弱いから、白身を不透明になるまで加熱すれば、そのタンパク質はスムーズに分解され、腸から吸収される。

卵が生では消化が悪いとされる理由は、このオボムコイドで説明される。豚肉ほど多くはないが、トキソプラズマが鶏卵にいることがある。この寄生虫もこわいことがある。

オボフェリチンは二価の鉄イオンを捕まえてくれるタンパク質だ。肉に含まれる鉄はイオン化しないけれど、野菜に含まれる鉄は二価のイオンになる。このものは、弱い活性酸素を強い活性酸素に変える作用があるから、むしろ迷惑な代物だ。オボフェリチンはこれを捕まえてくれるのである。

二価鉄イオンを捕まえてくれるタンパク質は牛乳にもある。これの名前はラクトフェリンだ。オボフェリチンもラクトフェリンも熱に強いから人間にとってはありがたい。

ここに紹介したような話は菜食主義者にとっては気になるはずだ。もしも気にならないとすれば、無神経すぎるような気がする。ここに記したような科学の問題は、絶対にごまかしがきかないということを、心にとめて頂きたい。

なお、三つめのアビジンは、ビオチンを不溶性なものにして腸管での吸収を阻害する。ビオチンは別名をビタミンHというが、ビタミンB群の一つであって、脂肪の利用などに役割をもっている。我々の大腸にはさまざまな腸内細菌がいて、その中にビオチンを合成してくれるものがある。生卵をたくさん飲むと気分が悪くなるけれど、それはビオチンが水に溶けない形になって吸収されないため、という説明がなされている。

ところでこのアビジンは熱に弱い。前に話したように、オボムコイドもトキソプラズマも熱に弱い。そして生卵を食べる習慣があるのは日本人ばかりのようだ。なぜそうなのだろうか。これは日本の食文化の問題点の一つ、と私は考えている。

酒の功罪

岡目八目《おかめはちもく》という言葉がある。また、客観という言葉がある。私は硬い人間だから後者の方が好きだ。

私は糖尿病だが甘党だ。だから酒も甘いのでなければ気にいらない。ウィスキーだの日本酒だのはいやだ。そういうものをやって悦に入っている人を見ると、どうしてあんなまずいものが好きなんだろう、と不思議に思うばかりだ。要するに私はアルコールが嫌いなのだ。

私は人づき合いの悪い方じゃない、と自分では思っている。しかし、つき合いで酒を飲むなんてことはまずない。ひとがやっているのを見て酒を注文することはある。そのときは、まずカルーアのオンザロックと決めてある。これはコーヒーリキュールで甘味は十分だ。甘味でごまかさなければ酒が飲めないということである。それも飲みほすことなく、そばにいる酒好きにグラスを渡すのが習慣になっている。

ただし、たいていの酒飲みは、カルーアをなめただけで身ぶるいする。私にはそれしかやれない、というのにだ。そんなわけだから酒飲みに対して、私は純粋に客観的になれる。つまりこの原稿をものするにあたって、私は公平無私の態度がとれる、ということになる。それは打ってつけの書き手を意味するのではあるまいか。

私の親しい人に大酒を飲む人はいないからもっぱら伝聞でいくわけだが、中年すぎの酒飲みには肝臓の心配があるようだ。休肝日をちゃんとやっているか、というような話題が交わされる機会も多くなっているらしい。

アルコールが胃に入れば、それは忽《たちま》ち血中に移行するという話だ。その血液は脳へも手足へも回って肝臓へゆく。そこで分解ということになる。

肝臓へいったアルコールは水素を抜かれる。この化学反応、つまり代謝を引受けるのはアルコール脱水素酵素という名の酵素だ。アルコールは水素を抜きとられるとアルデヒドと名前が変わる。

このアルデヒドという物質はいわば毒物だ。酔いの犯人はこれだ。次にアルデヒドがまた水素を引き抜かれると、ただの水と二酸化炭素になってしまう。アルコールは水になった。ここまでくれば安心だ。酒飲みはせっかくの酔いがさめたら面白くあるまいが。

ここで説明したいことがある。説教ではないから気を悪くしないように。

まず酵素の話から始めよう。これまでにアルコール脱水素酵素とアルデヒド脱水素酵素と、酵素を二つも出してきた義理がある。

ひと口に言うと、酵素とは化学反応をあっさり進行させるのが役目のタンパク質だ。このタンパク質を強調しておく。酒には肴《さかな》がつきものとされてきた。肴を魚とすれば、これはまぎれもなくタンパク質だ。肴なしでは、アルコールを水に流すことはできない。酔いをさますことはできないのである。ここにタンパク質の出番のあることは、しっかり覚えておいて頂きたい。これを忘れて酒を飲むのは命知らずというものだろう。

一転して甘い物の話をもち出すのは失礼かもしれないが、ご免をこうむる。

ここでまず質問。角砂糖に火をつけることは可能だろうか。無論、マッチでもロウソクでも、火種を使ってかまわない。という条件つきだ。

実験してみればわかることだが、いくら根気よくやっても、マッチやロウソクでは絶対ダメだ。しかし、あきらめてはいけない。

角砂糖にタバコの灰をまぶしてからやってみると、砂糖は炎をあげて燃えだすはずである。実際に実験してみるときには、下に皿でもおかないとカーペットをこがしたりするから気をつけてほしい。

砂糖が燃えるためには酸素が必要だ。砂糖の方は、炭水化物の名のとおり炭素と水素との化合物だから、燃えていいはずのものだ。それがマッチの火でビクともしないのはなぜか。

角砂糖は燃えさかっている焚火の中に入れればたちまち炎をあげる。ということは、マッチの火の温度では、角砂糖の温度が発火点まであがらなかったことを意味する。タバコの灰は、その発火点をさげる働きをしてくれたわけだ。この場合の灰のような働きをする物質を触媒という。

我々は、角砂糖を食べればそれがエネルギーになることを知っている。例のミトコンドリアの中で、砂糖は酸素と化合するわけだ。このときの温度はマッチの炎の温度よりずっと低い。三七度ぐらいのものだ。

そこで頭に浮かぶのは触媒だ。体内の化学反応にも触媒みたいな媒介物がなければならないはずではないか。

実は、その触媒にあたるのが、さっき出てきた酵素である。我々は数千種の酵素を用意している。そしてそれは、必要なときに必要なだけ作ることになっている。

酵素は全てタンパク質である。そしてその設計図が遺伝子というものだ。酵素の作り方を、我々は親から伝えられたことになる。遺伝子のことはDNAと言ってもいい。これはご存じの通りだ。

少し前のことだが、酵素食品の売り屋らしい男からの電話があった。酵素食品なんかいらないとお前の本に書いてある。訴えたいと思っている。タンパクでない酵素があるのを知っているか。これが電話の趣旨だった。終始、私にむけての怒気を含んでの弾劾だ。世の中にはこういう人もいるのである。

しかしここに書いたとおり、酵素は必要なときに必要な量だけ、自前で作るものなのである。そしてその設計図は親からもらってきている。酵素はタンパク質だからこそ、その設計図があるのだ。親から子が受け継ぐものはタンパク質の設計図であって、それ以外のものではない。それは科学の話だから、ウソもごまかしも絶対にないのである。

ところで、酵素というものはなかなか気難しい。アシスタントがなければ働かない。アシスタントの多くはビタミンである。そして、この話の最初に出てきたアルコール脱水素酵素のアシスタントもアルデヒド脱水素酵素のアシスタントも、ニコチン酸である。このものはビタミンB_3とも言われるしろものだ。

ここまでわかってくると、酒を飲むときには肴のほかにニコチン酸もいる、と考えるようになる。

ニコチン酸は豆類や肉類に多い。ビールのツマミに枝豆が出るのは合理的だ。大豆にはタンパク質も多い。

ニコチン酸をビタミンB_3と言わずにニコチン酸と言うのが習慣になっているのは、ニコチン酸が自前で作れることによる。しかし、ニコチン酸を体内合成するためには、材料としてトリプトファンがなければならず、しかもそれを作る酵素のアシスタントとしてビタミンB_2とB_6とがなければならない。トリプトファンはタンパク質の構成要素だから、タンパク食品から摂れることになる。やはりタンパク質を摂ることは重要なのである。

ところで、酒を飲んで悪酔いをする人もあり、すぐに酔う人もある。チビチビやっていれば酔わずにすむ人がいる。こういう現象は、アルコール脱水素酵素やアルデヒド脱水素酵素の活性の違いからくる。活性について考えようとするといろいろな問題が出てくるが、これをあっさり片付けようとすれば、活性とは酵素の分子数だといって、すましこんでいることもできないではない。アルデヒド脱水素酵素の分子数が少なすぎれば、アルデヒドがどんどんたまるから悪酔い、ということになるだろう。日本人は白人と比べてアルデヒド脱水素酵素の活性が低い、とはよく言われることである。日本には酔っぱらいが多いという話だが、私はそんな事情にはとんと暗いのでこのへんでやめておこう。

アルコールは、肝臓で二種の脱水素酵素の厄介になって水に流される。それがここまでの話だった。

このいわゆるアルコール代謝には、もう一つのルートのあることが最近わかった。それは薬物代謝と言って、添加物や発ガン物質などに対して働く化学反応である。この薬物代謝系と脱水素代謝系と、どっちが優位になるかは、その人とその場合とによるのであろう。

薬物代謝に働く酵素はチトクロームP450という酵素なのだが、これはアシスタントとしてビタミンEとビタミンCとを要求するようである。

この二つのビタミンが出てきたら、ふれておきたい人物がある。

昭和の末期の著書のなかに、私は昭和天皇とライナス＝ポーリングと、二人有名人をあげたことがある。私と同年の一九〇一年生まれだったからだ。

歴史上の科学者を二十名あげるとしたら、その中に入ると言われたポーリング氏の健康管理についてつべこべ言うのは僭越《せんえつ》だと言われるかもしれない。彼はスタンフォード大学の門前に「ポーリング科学医学研究所」をもっていて、ビタミンCの効用を説いていた。メガビタミン主義の旗手として世界に知られる学者でもある。化学賞と平和賞と二つのノーベル賞をうけている。

晩年のポーリングは栄養の研究において全く経験主義者であった。私の『分子栄養学序説』（現代書林・絶版）を読んで、おおむね同意するという手紙を下さったが、実践上の参考にはされなかったとみえる。アメリカ人はよく肉を食べる。パンのような糖質は少ない、このような食生活だと、タンパク質をブドウ糖に変える必要がおきやすい。これを「糖新生」という。

糖新生があれば、その分だけタンパク質の摂取量がけずられるようなものだ。ところがアメリカ人は肉を十分摂っているからタンパク質の摂取量は十分だと思っている。プロテインとよばれる栄養補助食品としてのタンパク質は、米国ではダイエット用とされている。結局、ポーリング氏の栄養条件は、私の考えとは違っていた。

私は彼への手紙にビタミンCの突出が危険なことを記したことがある。ビタミンCを大量に摂るときにはビタミンEを適当に摂らないとまずい。強力な活性酸素を発生する危険があるのだ。当時ポーリング夫妻は、カゼをひくと一日四〇グラムのビタミンCを摂っていた。夫人は全身のガンで亡くなっている。彼自身も数年前から前立腺ガンを患っていた。これはビタミンCの突出と結びつけられないとは言えないのである。お断りしておくが、「ビタミンCの突出」は私の頭から出た概念であった。なお、ポーリング博士についての所感は、後の章で改めて詳しく述べることにしたい。

アルコールの薬物代謝ばかりでなく、ここにもビタミンEが登場した。これについての情報を少しばかり披露しよう。

ビタミンEには四つのタイプがあるとされる。アルファ・ベータ・ガンマ・デルタという具合だ。天然品も合成品もあるが、天然品には頭にDがついている。合成品ではこれがDLとなっている。もっとも、DやDLをつけるときにはビタミンEと言わずに化学名トコフエロールを使う。例えば、Dアルファトコフェロールという具合だ。トコフェロールとは懐妊アルコール、妊娠を促進させるアルコールという意味だ。

ビタミンEの分子の形はムカデのように細長く、六角形の頭がついている。この頭の角々に原子または原子団が結合しているが、それぞれがどこの角につくかの違いによってアルファ・ベータなどの区別が生じるのだ。

DとLの相異はややこしい。Dはラテン語デクストロ、つまり右という字の頭文字だ。Lはラエヴス、つまり左の意味だ。DLは両者の分子が半々になっていることを表わす。

分子に右と左の別があるとは何のことかというと、ビタミンEは脂溶性だから油に溶ける。これをガラス底のついたシリンダーに入れて光を通して覗いてみる。光は横波だから、振動面は進行方向に直角になっているが、Dでは振動面が次第に右に回る。ちなみにその回転角はビタミンEの濃度に比例する。そして、天然品は全てD型になっている。合成品になると、L型が半分まじってくるので、振動面はどっちにも回らない。

右手と左手とは構造は同じでも鏡像関係にあるといわれる。右手を鏡に映してみると左手の形になるだろう。DとLとの関係はこれと同じで、分子構造は同じでも形は違うのである。

こんなデリケートな差異にどんな意味があるかを疑う人は多いだろう。ところが生体というものは驚くほど厳しくできている。光があたっているわけでもないのに、その振動面がどっちへ回るかをチェックしているのだ。

ビタミンEには、天然品にもいろいろあり合成品にもいろいろある。我々は委細かまわずそれを口に入れる。するとそれぞれの数%ずつが血中に吸収されて肝臓へゆく。このときある種のビタミンEは全く吸収されないことが知られている。それをここに書くと営業妨害になるから伏せておく。

肝臓におさまったビタミンEは必要に応じて輸送体に結合して血中へ出てゆくが、Dアルファトコフェロール以外は除外される。除外されたものは胆汁に溶けて腸管内に捨てられる。輸送体は厳重な選別を行なうのだ。この事実は最近の研究で明らかになったものである。

ビタミンEの給源として重要なものは小麦胚芽である。そのビタミンEの半分はDアルファトコフェロールだが、残りの半分はDベータトコフェロール及びDガンマトコフェロールである。したがって、酵素のアシスタントとして役立つビタミンEは全量の半分しかないわけだ。

もっとも、DでもDLでもアルファでもベータでも、全てのビタミンEは活性酸素に対抗するスカベンジャーとしては働くことができる。

ちなみにビタミンCにもD型とL型とがある。それをDアスコルビン酸、Lアスコルビン酸という（アスコルビン酸は、ビタミンCの化学名）。そして、Lアスコルビン酸のみをビタミンCとよぶことになっている。天然のビタミンCは、ビタミンEとは逆に全てL型になっている。

このDアスコルビン酸にもLアスコルビン酸にも、スカベンジャー作用は存在する。

ビタミン談議に没頭して、酒のことはどこかに消し飛んだかに見えるだろうが、私がそれを忘れたわけではない。アルコールをたしなむ方々のためにおまけを差上げておく。それは、〝二日酔いにならないための13カ条〟である。ただしこれは下戸の私の知るところではない。半田節子さんの『さらば二日酔い』（五月書房）からの引用だ。

1 肝臓を守るために一日一個、卵を食べよう
2 飲酒前や後には柿を食べよう。日本茶・コーヒー・グアバジュースもよい
3 ビールのつまみにはピーナッツ・チーズ・枝豆を
4 マイペース、ゆっくりペースで飲もう
5 一気飲みには「NO」と言う勇気をもとう
6 飲んだ後はお茶漬けよりもソバがよい
7 ちょっぴり腹ごしらえをしてから飲むとよい
8 お酒は楽しい話をしながら飲もう
9 つまみにシソやレンコンがついていたら、残さずに食べること
10 一二時前に我が家へ帰ろう
11 安全圏には二の字がキーワード（ビール二本、酒二合、水割り二杯）
12 豚肉料理で肝臓に元気を与えよう
13 酔いざめにはレモンジュースや牛乳がよい

ここまできても私はまだ、「酒の功罪」に一つも触れていないのだが、それは酒の「功」

についてうまく語れないところにある。もしも酒の功というものが、酒なしには得られない普遍的価値をもつものであったなら、私も我慢して酒に手を出したはずである。それがどうもそうでないと知ってみれば、酒の功をあげることは、少なくとも私にとっては無意味であろう。

酒の罪となれば、それは広範に及ぶ。当人にとっての罪の一つは病気の心配だろう。肝硬変から肝臓ガンという図式が定着しているようだが、最近になってこれは否定された。ウイルス性肝炎なしにこの経過をたどることはないそうだ。しかしここで怖い話も一つ。国立療養所久里浜病院（現・国立病院機構久里浜医療センター）のアルコール依存症治療グループの報告では、三十歳以上の患者の半数に脳の萎縮が見つかった。これは老人性認知症、アルツハイマー病の特徴なのだ。

酒の功罪のおまけとしてタバコの功罪を参考までに。

タバコの発ガン性はやかましすぎるほどまでに宣伝されている。その犯人はニコチンではなく、煙に含まれる過酸化水素である。これは弱い活性酸素なのだが、これのスカベンジャーは自前で生産されている。スカベンジャーの手を逃れた過酸化水素は、卵のところに出てきた二価鉄イオン（五〇ページ参照）に出合うと最強の活性酸素ヒドロキシルラジカルに変身する。これが犯人だった。

話がややこしくなるが、このとき二価鉄イオンのほうは三価鉄イオンに変化しておとなしくなる。しかし、ビタミンCに出合うと、三価鉄イオンがまた二価鉄イオンに戻る。ここに過酸化水素があれば、それもまた最強の活性酸素に変身する。まえに「ビタミンCの突出の危険」を紹介したが、その第一はこの現象をさすものであった。

第二の危険はイオンを介さないでもおこる。一日一〇グラム以上の摂取は危ないというのだ。これは、ビタミンCが変化してできる毒性酸化物が増えるからである。その危険物も、条件が整えばもとのビタミンCに戻るというのだから、問題はややこしい。

ここに記した二価鉄イオンと同じ作用をするのが一価銅イオンである。生体はこの危険分子をとりおさえる物質を自前で作っている。この点は二価鉄イオンの場合と同様である。このような生体の防御が完全に行なわれる条件を与える理論が栄養学である。正確にいえば分子栄養学である。

アメリカで心臓病が増えるようになった時期は、コカ・コーラが発売された時期に一致するそうだ。これは私の言った話ではない。『メディカルトリビューン』という医学紙の記事にあった話である。

タバコの罪は活性酸素によると決まったのだから対策は単純だ。だからこれは恐怖の対象にはならない。

タバコの功もはっきりした。それはニコチンの働きである。脳の神経細胞は常に信号をかわしている。その信号の担い手を「神経伝達物質」という。神経伝達物質は四十種ほど知られているが、いちばん多いのは、「アセチルコリン」である。多くの神経細胞にアセチルコリンのレセプター（受容体）がついているということだ。

これだけの話なら何ということもない。ところが、アセチルコリンのレセプターをもつ神経細胞にはニコチンのレセプターがある。ということは、ニコチンがアセチルコリンと同じ役割をなすということだ。タバコをのむと頭の働きがよくなるのはこのためである。

ところで、パーキンソン病という脳の病気がある。これはドーパミンという神経伝達物質の不足からくるとされる。これは私の憶測だが、ドーパミンレセプターのある神経細胞にもニコチンレセプターがあるのではないか。タバコがパーキンソン病の妙薬だという報告がイギリスの研究者からも出ている。彼は認知症の特効薬はタバコだと主張する。

酒の功と同様にタバコの功はタバコをやらなければ手に入らない。おもしろいことがあるものだ。

お断りしておくが、私は酒もやらないがタバコもやらない。それだけ健康管理が簡単になっているわけだ。

2章

あたらしい栄養学

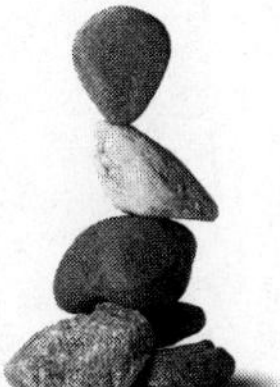

古典栄養学の落日

古典栄養学という言葉は私が作った新語であって、市民権を得たものではない。分子栄養学を知る人は、それを従来の栄養学と区別する必要上、古典栄養学という言葉を使わざるをえなくなるのだ。

物理学では、量子力学が成立したのち、ニュートン力学は古典とされるようになった。このときから、ニュートン力学は古典力学とよばれるようになったが、目にとまるようなマクロの世界で、光速と比べられないような速度で動く物体の運動を論じるときには、絶対の威力を示す。スペースシャトル計画のようなものはニュートン力学によって可能になるのである。

ここでは古典力学の価値を説いたわけだが、それと同様なことは古典栄養学についても言うことができる。そこに学問とよばれるものの価値があると考えることができる。

ビタミンCに関する古典栄養学の知識を並べてみよう。

①　野菜、果物はビタミンCの給源となる
②　ビタミンCは高温で分解する
③　生後十カ月までの新生児はビタミンCを自前で作る
④　ビタミンCの欠乏では壊血病がおこる
⑤　ストレス時には血中ビタミンC濃度がさがる
⑥　統合失調症患者ではビタミンCの血中濃度が低い
⑦　ビタミンCの大量投与をしても一回に三グラム位しか吸収しない
⑧　成長時にビタミンCが欠乏すると身長が低くおさえられる
⑨　ビタミンCが欠乏すると知能が低くおさえられる
⑩　ビタミンCにはカゼの予防効果がある

これらの文は一般的に通用する事実を担うものの意味で、情報とよばれてよい。だが、論理学ではこのような文を「命題」という。英語ではプロポジション、つまりプロポーズすること、となる。これは言明を意味している。ここに並べた文は、誰かが自信をもって言明したことの内容なのだ。

一般に、命題は偽であってはならない。だから検証の手続きが必要となる。ここで前に紹介した認識論が登場する。ここでのパラダイムは二つの要素をもっている。第一は、その出所はどこか、第二は、その妥当範囲はどこまでか、である。

①から⑩までに共通して見られる点は、どれもが、経験あるいは実験あるいは観察の結果であることだ。無論どこにもごまかしの余地はない。命題とはそういうものだ。

国会の審議では命題という言葉が乱発される傾向がある。議員諸氏は課題と命題とをごっちゃにしているのだ。こんなところにまで無学をさらけ出さないでもよさそうなものだ、と私はそのつど思うのである。

⑧の出所について異議を唱える方もいるだろうが、これは一卵性双生児についての実験からきている。一方のみにビタミンCの大量投与をしてみたら、そちらの方の身長が高くなったのである。

妥当範囲となると、一律にはゆかない。④についていえば、ビタミンC欠乏食を与えても、壊血病になるまでには三カ月から五カ月の時間がかかる。⑩についていえば、ビタミンCの摂取量がある程度まで大きくないと効果が見えてこないし、その量が人によって大幅に違う。そのために⑩は間違いだという判断もありうる。

ポーリング氏がカゼはビタミンCで予防できるという主張をしたとき、アメリカの医学界や薬業界からさんざんに叩かれたものだ。またその裏には、製薬資本のドル箱となっているカゼ薬の売上げの減少を恐れたことによるという事情があったと言われたものだ。私が知人の医師にカゼとビタミンCとの関係をもち出したところ、「そんな安い物が使えるか」と一蹴されたことがある。

カゼはウイルス感染病であるから、ウイルス干渉因子インターフェロンや、インターフェロンによって賦活されるNK（natural killer の略。免疫の役割を担う）細胞には、カゼを抑制する効果がある。そして、ビタミンCはこのインターフェロンを誘導するのである。⑩の出所は、経験や実験でもあり理論でもあるのだ。金銭で左右される性質のものではない。

古典栄養学によって食の問題を考えるということは、ここに並べた命題からどれかを選び出すという操作になる。それは、単なる選択であって、物を考えるというほどのものではない。いわゆる思考力などは不要である。

カゼをひきそうになったら、⑩を想い出してビタミンCを飲む。わが子の身長を伸ばしたいと思ったら野菜や果物をたっぷり与えようとする。このような道をひらくのが古典栄養学の機能だ、と言ってよいだろう。

ここにあげた古典栄養学は、それぞれが孤立していることを特徴とする。ただし、全てにビタミンCという共通語がある。もし、それぞれの命題をカードに記し、ビタミンCと書いた所にピンを通せば、キーホルダーのような形のものができる。このような命題体系あるいは情報体系に対して、私は「キーホルダー型情報体系」という呼び名を与えている。そして、情報体系一般に対して「学問」という呼び名を与えるとすれば、古典栄養学はキーホルダー型学問ということになる。

もし、Aのカードに新しいカードaがぶら下がり、そこにまたカードa'がぶら下がるような場合がありうる。またBのカードに新しいカードbがぶら下がり、そこにさらにカードb'がぶら下がって、それがカードa'と繋がる場合もありうる。無論、両者に同一の言葉があって初めて、そこに結合が起こるのである。そこには一つのループができるが、これはいわゆる論理回路に相当する性質をもっている。

このように元の情報と関連する情報の量が多くなると、ループの中にループができたり、ループ同士の間に橋がかかったりして、キーホルダー型が崩れてネットワークに発展する。

ネットワーク型情報体系は、学問の中の科学であり、カントの言う確実堅固な学問である。古典栄養学は学問ではあっても、レベルの低い「準学問」ということになるだろう。

こんどは栄養学的配慮とも言うべきものを並べてみる。

⑪　こげた豆は発ガン物質だからコーヒーは一日五～六杯を限度としよう
⑫　食塩は高血圧のもとだから普段からこれを控えよう
⑬　タンパク質、糖質、脂質のバランスをよくしよう
⑭　ビタミンCの所要量は五〇ミリグラムだからそれ以上は摂取してもむだである
⑮　バターとマーガリンは等量に使うことにしよう
⑯　腎臓病患者には低タンパク食にしよう
⑰　膵臓病患者には低脂肪食にしよう
⑱　卵をいくつもとるのはやめよう
⑲　骨粗鬆症にはカルシウムをあげよう
⑳　毎日三十種の食品をとろう

この一つ一つについて検討してみると、出所の怪しいものが多い。⑪についていえば、これは国立がんセンターの研究をゆがめたものである。こげに発ガン性があることは確かだが、実際にガンができるためには、それを毎日一〇〇トンずつ食べなければならないことがつきとめられている。それなのにコーヒーを一日五～六杯が限度とは何事か、というところだろう。これをテレビで発表したのは国立がんセンターのOBである。

⑫についていえば、出所はダールという米国人の、秋田県における疫学調査の結果とされている。彼は、食塩を多く摂っていないのに高血圧の人や、食塩を多く摂っていて高血圧でない人をサンプルからはずして統計をとったのである。高血圧と高食塩食との相関を主張したいための意図があったのだ。

⑭についていえば、ビタミンCの所要量は壊血病にならないための量の十倍を安全値として取ったものだといわれる。ビタミンCの役割はいくら少なく見積もっても五十はある。そして、それぞれが要求するビタミンCの量には大幅な個体差が存在するのである。

⑯についていえば、腎臓の悪い人を含めて、低タンパク食は命取りなのである。腎臓病に低タンパク食を、という話は経験論から出てくる性質のものではない。このようなところに古典栄養学と分子栄養学との違いが見えるのである。

朝日新聞に紹介された事例であるが、茨城県の取手協同病院（現・ＪＡとりで総合医療センター）では、一九八七年から慢性腎炎の進行を抑制する方法として低タンパク食を採用している。一日のタンパク摂取量を、私の場合の半分以下にするのだ。これによって人工透析に入る時期を遅らせることに成功した例があるという。これは耳寄りな話であることに間違いはないが、あとで詳しく述べるように、我々はタンパク質の上に生きている。したがって、低タンパク食のツケは必ずやってくる。これを少しでも緩和する方法は、タンパク質の質に着目しなくては出てこない。

ここで低タンパク食が選択される根拠は、腎臓の負担の軽減にある。タンパク質のチッソは尿素や尿酸に変えられ腎臓から尿に混ぜて捨てられる。低タンパク食ならばこの仕事が軽くなるという論理は間違っているとは言えないが、もっと大局から全体を見てタンパク質の量を決めるような考慮があってよいのではあるまいか。

⑮についてだが、バターとマーガリンとでは、そこに含まれるのが、同じアラキドン酸でも分子の立体形が異なる。マーガリンのそれは材料が植物油であっても水素添加の生成物であるからだ。アラキドン酸から誘導されるいろいろな局所ホルモンの役目は、細胞機能の微調整であるが、マーガリンではそれができない。かつてドイツではマーガリンの多

用によって消化管潰瘍を特徴とするクローン病が増えたので、マーガリンの製法を変えた。

⑱について、その出所は本書ではもう明らかになっている。

⑲についていえば、骨粗鬆症はカルシウムの投与では治りにくい。骨の実質は四分の三がタンパク質、四分の一がカルシウムであって、カルシウムはタンパク質に結合している。タンパク質が不足ならばカルシウムのつく足場がないのである。この病状を治すためには第一に高タンパク食が必要なのだ。

⑳についていえば、その出所は当局の誰かの頭であろう。その人らしいテレビ出演者は、食品三十種というのはネクタイ三十本のようなものだと解説していた。理論的根拠は、バランス栄養学すなわち古典栄養学にある、と想像がつくではないか。

ここに記した十項目は、命題の形の文に改めることができる。しかしそれは命題とはなりえない。出所が怪しいことは認識論の条件を満たすことにならないからである。

ここにあげたような無価値に等しい発想は、無数に見出されるだろう。そしてますます増加する傾向にある。このような残念な現象があるのは、ひとえに現行栄養学の学問の未成熟による、と私は思う。

古典栄養学は情報の選択であって論理の展開ではないから、そこには考え方の枠組すなわちパラダイムが存在しない。

私の思うところによれば、学問の機能は問いに答えることである。問いに答えるとは、答を選択することではなく、なぜかという問題を提起し、論理を展開して答を創出することである。だからそこには必ずパラダイムがあるはずだ。確実堅固な学問にパラダイムはつきものなのである。パラダイムの実体は情報のネットワーク構造だと私は思っている。

このように考えるとき、現行の栄養学が新しい栄養学へ進むことは、もはや歴史の必然である。私はその歴史を進めることを生き甲斐の一つとしている人間である。

太陽が西に沈むのをながめていると、最初のうちは沈むか沈まないかわからないくらい動きが遅い。しかし、最後になるとにわかに速度を増し、一瞬のうちに姿を没する。栄養学の場合もそうであるような気がする。

その足取りの遅いのは、私の非力によるところが大きいが、その背景には、分子生物学の情報ネットワークが、膨大かつ精緻《せいち》であることによる。

分子栄養学の夜明けは、いつくるのだろうか？

「栄養のバランス」など根拠なし

調和とか均衡とかいわれるものは永遠の美徳であるようだ。これは全てを丸く収めるための条件と見えるからであろう。ところが収まった形の是非を問うことは滅多にされない。

私から見ると、栄養のバランスという思想も調和・均衡からきている。毎日三十種の食品を摂るというたぐいの発想の原点はここにあるのではないか。

栄養のバランスを基幹とする栄養学、つまり古典栄養学に、もしパラダイムありとすれば、その中心に「調和均衡」がおかれることになる。すると、認識論的にはまずその出所を問わざるをえない。それは単に、「調和均衡を美徳として措定《そてい》する」文化傾向に依っているだけなのだ。調和均衡にとりたてて価値を認めるのでなければ、それをパラダイムの中心におくことはナンセンスであろう。冒頭に記したとおり、調和均衡によって丸く収まった形が最善のものと決まってはいないからだ。

人体は多種多様な物質を四六時中要求している。そしてその種類や量は組織ごとに異なる。それも状況によって変動する。これに完全にこたえることが食生活に要請されるのである。その内容は、栄養物質の品目とその量以外のものではない。この状況に調和や均衡の概念をあてはめるのは無理というものだ。結局、古典栄養学はその特性によってパラダイムを排除している。そして、それ自身をキーホルダー型の情報体系に止め、怪しげな発想の母体となるのである。

古典栄養学は、人体の要求する物質の品目とその量とが、日常的な食品の日常的な選択で賄《まかな》えるという暗黙の了解の上に立っている。これが幻想であったとすれば、国民の栄養指導など、とんでもないことになるのではないか。

一例をあげよう。人間の必要とするビタミンCの量は、それを自家生産する動物を実験台として、その生産から算出するのが正しいはずだ。ラットもヒトも、同じ組織では同じ酵素を使って代謝を行なっているからだ。

この動物実験の結果によれば、体重六〇キロの成人のビタミンC必要量は一日二グラムであって、皮をむいたレモン四キロ分に相当する。厚生省（現・厚生労働省）の指示する量の四十倍である。ストレスがかかればこの量は増大して一七グラムにまではね上がる。一日二グラムとしても、ビタミンCを野菜や果物から摂取することはできない。健康雑誌の取材記者からの伝聞だが、ある高名な医事評論家がビタミン類の瓶を並べているところを彼は見てしまった。するとこのM氏は、このことを雑誌に書かないでくれ、と釘をさしたと言う。その記者の言うところによれば、厚生省の役人にはアメリカからビタミン類を買ってきて常用しているのが珍しくないそうだ。お茶の水女子大学のビタミンCの権威者、稲垣先生も五〇ミリ説をいつのまにか引っこめておいて、自分はメガビタミンをやっているという話を聞いたことがある。

昨今、日本の官僚の評判は悪いが、彼らにとって不利な材料はこんなところにも転がっている。しかし、そもそも官僚は指導者ではなくて国民の下僕であるはずではなかったのか。

そしてその官僚の社会が、調和と均衡を誇っているのではないかとの疑問を禁じえない。

分子栄養学の考え方

「私が分子栄養学という新しい栄養学を提唱したのは、栄養学を分子生物学の上に改めて構築しなければならない、と思ったからにほかなりません」（『分子栄養学のすすめ』より）

その名称のことだが、頭についている「分子」は、遺伝子分子・DNA分子を指している。したがって、その実質は遺伝子栄養学でありDNA栄養学であるから、分子栄養学は分子生物学の巨大な情報ネットをかぶっていることになる。そのパラダイムは分子生物学のパラダイムを中心として形成されなければならないことになる。

このような事情を知ることなく、商業的観点から分子栄養学という名称の利用価値を思い、分子栄養学研究所の看板を掲げている人物がある。このような行為は、分子栄養学ばかりか、私の運動の透明性を損なうものと断ぜざるをえない。

分子栄養学の本質は遺伝子栄養学でありDNA栄養学である。ということは、親から伝えられた遺伝情報を、正確にかつ徹底的に実現しようとするための栄養学ということである。生体におこる異常の多くは、遺伝情報の不完全な実現を背景とする、というのがここでの基本的な思想である。

ここでの理論を「パーフェクトコーディング理論」と名付けるが、その本質は遺伝完遂理論である。

DNA上の遺伝情報は暗号で書かれている。遺伝完遂のためにはその解読を正確に遂行しなければならぬ。これは酵素による作業であるから、タンパク質の不足は致命的だ。そこからは高タンパク食への要請が起こらざるをえない。

タンパク質を英語で言うとプロテインだが、これは「第一の物質」を意味する。タンパク質は、まさに栄養上第一の物質なのである。

遺伝情報発現の第一段階は暗号の解読であった。これに続く第二段階は、暗号の示すアミノ酸を集めてきてそれを順次に結合する作業ということになる。この作業を行なうものも酵素であるなら、ここにもまたタンパク質が出てくる。そしてまた、ここに供給されるアミノ酸もタンパク質からくる。

ここまでの過程、すなわち遺伝情報を解読して、それをタンパク質の合成までもってゆく過程を「コーディング」という。コーディングは、一も二もなくタンパク質のなせる業であるとの認識は、分子栄養学上もっとも重要な点である。ここで、タンパク質がアミノ酸を並べた鎖状分子であることを忘れては、ここまでの話がわからないことになる。そういう方は、お時間があれば昔に使われた、あるいはお子さんの生物の教科書や図説を引っぱり出してみて、また本書にお戻りいただきたい。

我々の体を構成する分子は、間断なく新旧交代している。これが「代謝回転」である。これは生命が流動の中にあることの端的な表現というべきものだ。

タンパク質の代謝回転では、それをまずアミノ酸にまで分解し、さらに尿素・尿酸まで分解して尿に捨てられる。血液検査の項目にある「尿素窒素」は、尿素の形で捨てられる窒素のことである。

ここまできて、毎日ある量のアミノ酸が変形して尿に捨てられるという事実がわかる。タンパク質を構成するアミノ酸の種類は二十と決まっている。それぞれのアミノ酸が一日にどれだけ捨てられるかという量の問題は重要である。なぜならば、それは一日に摂取しなければならない必要量を示しているからだ。

これは遺伝子栄養学のもう一つの重要なポイントである。

ここでは、「必須アミノ酸」または「不可欠アミノ酸」の概念の導入が必要となる。二十種アミノ酸のうちには、どうしてもその形で摂取しなければならないものと、ほかのアミノ酸から作られるものとがあるのだ。前者が「不可欠アミノ酸」であり、後者が「可欠アミノ酸」である。システインはメチオニンから作れるけれど、メチオニンはシステインからは作ることができない、というのがその例だ。

体のタンパク質は、骨・血液・皮膚・抗体・ガン遺伝子抑制タンパクなど、いろいろな形をとり、それぞれに特有なアミノ酸組成をとっている。しかも、代謝回転の速度はそれぞれに異なる。

代謝回転とは細胞の構成部品の新旧交換だが、皮膚や胃壁のような上皮組織では、細胞単位で新旧交代がおこる。これを「細胞回転」という。どちらにおいても「半交代期」を想定することができる。その半数が新しいものと置換されるのに要する時間である。脳と筋肉とでは細胞回転がおきない。また、タンパク質の半交代期は、タンパク質の摂取量が多いと短縮すると言われる。しかし、その数値が大幅に変動するとは考えにくい。胃の上皮細胞の半交代期は一日位、腸の上皮細胞の半交代期は二〜三日、皮膚のそれは四週間とされている。これらが含むタンパク質は細胞ごとに捨てられるので、回収されないことになる。

火事のために一部が焼失した木造家屋があったとしよう。これを元通りに建てかえる必要があったとする。無論新しい材料も用意するが、古材も利用することとする。このとき、古材はもとの位置に使うと決めないでよいとしよう。

やっと完成した家はペンキ塗りや割れ目のある板がとんでもない所にあったり、柱に釘が打ってあったりするだろう。

それればかりではなく機能的にも欠陥のあることが想像できる。雨風が吹きこむかもしれないが、それは、釘穴があいていたり、古材ですきまができていたりするからだ。

この例え話は代謝回転の理解のために作ったものである。家の材料の柱や板はアミノ酸にあたる。古材に釘や割れ目や塗料のあることは、アミノ酸に水酸基やカルシウムやリン酸などが結合していることを指す。このようなアミノ酸を「修飾アミノ酸」という。

ここに家の一部焼失という条件をつけたのは、皮膚や消化管の上皮組織が、細胞回転のためにタンパク質を抱えたまま脱落する現象を取入れたことによる。

私の顔はシミはあるけれど色つやがいいと言われる。シミは細胞の外にあるから代謝回転をしないが、上皮細胞そのものは古材を使わずに代謝回転しているからだ。この例を出したのは、つまり、顔におきたような現象が、外から見えない内部にもおきているということだ。想像にかたくはあるまい。
家の復元の場合、その設計図が頭の中にあったとすれば、問題は単純だ。生体の現実となれば、さらに設計図の解読が必要となる。そしてまた、そこにもタンパク質の需要が生じるのだ。タンパク質なしには何事も一歩も進まないのである。

ここまでのところが理解できたら、タンパク質が、遺伝の完遂のために、すなわち生命の維持のうえで全くかけがえのない栄養物質であることを悟らされるだろう。

だが、このような発想は分子栄養学独特のものであって、遺伝子レベル・DNAレベルで生体を考えない限り、換言すれば分子栄養学のパラダイムによらない限り、出てくる必然性はない。分子生物学発祥以前に成立した栄養学が旧態依然であっては、古典という字のついた帽子をかぶらざるをえないのである。

タンパク質についての知識は、その必要性のみでは不十分だ。その質について、すなわちアミノ酸組成について、またそれぞれのアミノ酸の量についての情報が追加されなくてはならない。そればかりかアミノ酸の質の問題もある。例えばタンパク食品といえば肉や魚が頭に浮かぶが、これらは筋肉が主であるから、そのアミノ酸は修飾されていない。つまり質が高いのである。

百歳をすぎても元気なご老人を見て、栄養がよかったからだと判断する人は多いだろう。しかし若いときには背すじがぴんと伸びて、身長はもっと高かったはず、それが背が縮み、背中が曲がっていればタンパク不足の結果だと判断する。家の復元のとき、新材が不足すれば、家も小さくて希望どおりの形にはなるまい。

二十年ほど前、学童の給食にアミノ酸リジンを添加したい、と文部省（現・文部科学省）が言いだした。成長期にはリジンが特別大量にいるからというのがその理由であった。すると時期を移さず、天然でない人工のリジンではだめだという市民運動がおきて、この計画を挫《くじ》いてしまった。リジンはどこから抽出しようとリジンである。この無知による処置が、現実にいかなる悪影響を及ぼしたかを知る余地はないが、アミノ酸の量の比は重要な意味をもっている。

仮に、基本的な代謝が要求する二十種アミノ酸の量がおしなべて等量だとしよう。全てを一日三グラムずつとする。これは全てのアミノ酸が三グラム揃って初めて十分な代謝がなされるということである。

もしここで、一つのアミノ酸、例えばイソロイシンが四グラムあったとしよう。どのアミノ酸も三グラムでいいのだから、これは一グラムだけあまる勘定だ。すると、その分だけ尿に捨てられる窒素の量が多くなる。アミノ酸は窒素の化合物だから、それからできた尿素も尿酸も窒素を含むことになる。尿素や尿酸の量が増えるということは、窒素を作る代謝がレベルアップすることであって、エネルギー消費がそれだけ増大するわけだ。

次には、グルタミン酸だけが二グラムで、あとは三グラムあったとしよう。仮定によれば、どのアミノ酸も同じだけ必要なのだからグルタミン酸が一グラムだけ不足している。ところがこのアミノ酸は可欠だから、ほかのアミノ酸から作ることができるわけだ。したがって、グルタミン酸の不足はないことになる可能性があると考えていい。

ところが、これがメチオニンだったら大変だ。ほかのアミノ酸から作ることができないからである。仮定によれば、どのアミノ酸も等量に要求されるのだから、メチオニンが二グラムなら、ほかのアミノ酸も二グラムしか利用されない。だから代謝の規模は三分の二まで低下せざるをえないことになる。生命の規模の縮小といってよい。脳の働きも、筋肉の働きも、ホルモンの量も三分の二になってしまう。

生体の合目的性からすると、このときには体タンパクを分解してメチオニンを取出すことがありそうだ。その結果、筋肉は細くなり抗体は減少し、という全身的な支障がおきる可能性がある。

この例では、メチオニンの不足がアミノ酸の利用を制限したわけだ。そこで、この場合のようなメチオニンを「制限アミノ酸」とよぶことになっている。

ここからわかることの一つは、不可欠アミノ酸の量の比が、タンパク食品にとって重要な意味をもつということである。

「良質タンパク」という概念があるけれど、これは、不可欠アミノ酸の量の比が必要量の比に等しいタンパク質のことだ。ここまでの流れをみていれば、これは容易に納得できるはずである。可欠アミノ酸に対して目をつぶってこの概念を規定することには、相当な疑問が残りはするが、この問題は難問であるという条件付きで、この実用的な規定を分子栄養学上のものとして採用する。

すでに「高タンパク食」という言葉が出てきているが、分子栄養学ではこれを「良質タンパクを体重の千分の一ずつ一日に摂る食事」とする。体重五〇キロなら五〇グラムということになる。

この数字はWHOの見解を参考にしたものであって、独自のものではない。ただしWHOでは、良質タンパクという限定なしに、体重の千分の一・〇八というような数字を示したことがある。

高タンパク食が、単にタンパク含有量の多い食品を十分に摂ることではないとすると、これは一つの難問となる。天然の良質タンパクが鶏卵のみとされる現実をみると、高タンパク食を摂っている人は皆無に等しいと言ってよい。高タンパク食の食生活を現実のものとするためには、通常の食事だけでは難しいのである。

鶏卵のタンパク含有量は、中玉で約六・五グラムである。これを利用するとすれば、体重六五キロの人で一日一〇個でいいことになるが、それではカロリーオーバーになるし、第一飽きてくる。

私の食事の基本型を記してみよう。朝食はプロテインを主とする。ここでいうプロテインは私の調整した独特の配合タンパクをさしている。このプロテインに温泉卵一個、バナナ一本、牛乳、さらに食物繊維・レシチン・水溶性ビタミンなどを加えて、ミキサーにかける。これを飲みながらビタミンAやEなどをカプセルで服用する。

食後には餅菓子やクッキーなどの糖質を摂る。そうしないと血中ブドウ糖の補給のために、せっかくの良質タンパクが、いわゆる糖新生によってブドウ糖に変化する恐れがあるのである。

朝食で摂取する良質タンパクの量は約二五グラムだから、体重六二キロが要求する六二グラムには三七グラムほど足りない。昼食や夕食をとってから、そこに含まれるタンパク質を良質タンパクに換算して、量を計算する。そして不足分をプロテインで補うわけである。そのときにもミキサーに牛乳と共にプロテインを入れ、そこに食物繊維・レシチン・水溶性ビタミンなどを加える。

私は普通の食品に含まれる栄養物質に大きな期待をかけていないから、昼食や夕食の内容に注文をつけることがない。食文化を尊重する人たちに、カプセル等を含めたこのような食生活は嫌われる。しかし私は、これが新しい食文化だと信じている。

分子は体内で何をしているのか

私は百歳のゴールを間近にしている重症糖尿病患者である。それでいて、原稿が書けないではない、専門雑誌を読まないではない、スキーができないではない、泳げないでもない、カゼはひかない、寝こまない、とないないづくしで日を過ごしている。この背景には前記の食生活があった。だが、こうした生活の確定は、八十歳になって自分の処方の食品群が入手できるようになってからである。それまでは分子栄養学の本格的実践はできなかったのだ。

再び遺伝子DNAの話をしよう。遺伝情報はDNA分子にかくされていて、その暗号は普段は開帳されていない。それを封じこめているのは「サプレッサータンパク」という名のタンパク質である。これはDNA分子に密着して、暗号がもれるのを防いでいる。警察がはりついてトバクの開帳をおさえているようなものだ。基本的な状況では、DNAの長い分子は全長にわたってこのようになっているだろう。

インシュリン合成を例にとろう。この合成は血中ブドウ糖濃度がある値を超えた時点で開始されなければならない。そこに何がおこるかをラフに捉えてみたい。

膵臓のベータ細胞に事件が発生する。その細胞の核の中にブドウ糖分子が侵入して、DNAのインシュリンの暗号にへばりついたサプレッサータンパクに結合しようとする。ブドウ糖分子が結合するとサプレッサータンパクの形が変わって、DNAにくっついていられなくなる。そこでDNAは開裂し、インシュリンの構造の設計図が露出する。開帳だ。

すると、RNA（一一一ページ参照）がやってきて暗号のコピーをとる。そして核の穴を通って外に出て、粗面小胞体とよばれるまな板の上に横たわる。そこにリボゾームという雪だるまの形の小器官がのしかかって、端から端まですべってゆく。そこでは、設計図通りにアミノ酸が並べられ、繋がれて鎖状のタンパク分子ができあがる。

前に分子生物学用語として「コーディング」が出てきた（八四ページ）。これは、DNAの暗号をとじこめているサプレッサータンパクがはずれるところから、設計図によってタンパク質が生まれるまでのプロセスをさしている。ただしここにできたタンパク質が、インシュリンとか抗体とか、酵素以外のものである場合はそれで結構なのだが、酵素である場合は、この規定では生活者の立場からするとものたりない。というのも、酵素には代謝の媒介という仕事がある。それが働いて目的の化学物質を作るのだから、その過程も重視せざるをえない。そこで分子栄養学では、サプレッサータンパクがはずれて、酵素反応がおきて、目的の物質が生成するまでのプロセスをコーディングと規定する。分子栄養学の柱の一つが「パーフェクトコーディング理論」であることは前にお話したが、それがこの新しい生活者の栄養学を象徴する用語となっている。

これも前に述べたことではあるが、酵素というものは若干のものを例外として、原則的にアシスタントを要求する。これを分子栄養学では「協同因子」と名付ける。

協同因子にはミネラルもありビタミンもある。ミネラルは酵素タンパクの立体形を決めるときに酵素タンパクの構成因子として参加する。そのとき、酵素の頭にミネラルの名称をつける。セレン酵素、亜鉛酵素などがその例である。

ビタミンは酵素タンパクの構成因子としてではなく、酵素の形を決める役割をもつのが普通である。酵素が働きかける相手の物質を「基質」というが、酵素が基質に働きかけるためには、それをまず抱えこまなければならない。基質をしっかり捕まえなければ料理はできない、ということだ。

そこで、酵素タンパクという巨大分子は、基質を抱えこむためのポケット、すなわちレセプターを用意しなければならぬ。そのポケットは、働きかける基質以外の物質を抱えこむことは許されない。したがって、形についても、結合点の位置や性質についても、特異的であることが要求される。

ビタミンが協同因子として働く場合、その酵素には特定のビタミンに対するレセプターが用意されている。そこにその特定のビタミンが入ると、酵素タンパクの形が変わって、その特定の基質を受け入れるレセプターが形成されるというプロセスになっている。

この現象を「アロステリック効果」といい、このような酵素を「アロステリック酵素」

という。このような現象もこのような酵素も、分子生物学成立以前には知られていなかった。これの発見は、ジャコブとモノー（一九六五年、ノーベル医学生理学賞受賞）との業績である。

再度言うが、酵素はポケットにいれた基質を料理するために、基質をしっかり捕まえておく必要がある。さっき、結合点の性質や位置といったのは、これを捕まえておく点のことを意味していた。

このような、レセプターにおける結合の様式は、主として三つある。一つは電気のプラスとマイナスの引力による「イオン結合」であり、一つは水素の原子核の奪い合い関係からくる「水素結合」である。もう一つは水をはじき合って接近することから生じる「疎水結合」である。ビタミン分子と酵素分子との間には複数個の結合点においてこれらの結合ができて、両者はがっちり固定される。もっとも、それら三つの結合力は弱く、いわゆる化合に見られるような強いものではない。

ビタミン分子がレセプターと会合するのは、もっぱらブラウン運動（一三ページ参照）による。したがってビタミンの分子数が少なければ会合が容易には成立しない。ビタミンとの会合がない場合、酵素分子はバラバラのアミノ酸まで分解してしまうことが知られている。

この基質とレセプターとの結合も、ビタミンとレセプターとの結合と同様、きびしい条件を要求される。すなわちある一つの点にイオン結合がおこるとすると、例えばその点で基質の側にはマイナス電気、レセプターの側にはプラス電気があって、それが最短距離まで接近していることが要求される。無論、他の結合においても条件は同様だ。

ここで一息入れて、前出のリボゾームについてのエピソードを紹介するとしよう。ある日本人が、リボゾームを崩してバラバラの分子にしてしまった。それを容器に入れたまま放置しておいたら、分子がより集まって、もとの通りの雪だるまの形を作ってしまった。やっぱり、事実は小説よりも奇なりである。

リボゾームの機能は、前述のように、暗号に従ってアミノ酸を並べる、いわば翻訳の作業である。彼が調べてみると、この再生リボゾームはその翻訳機能も回復していた。

この現象を「自己組織化」というが、人間の大きな体も、構成分子の自己組織化によって形成されたのではないか、との想像をかりたてられるのではないか。

自己組織化が私の言う自然の自己運動の姿の一つであることはおわかりだろう。生命が自己の自然の自己運動から生まれたとする私の見解は、どこまでも通用するのである。生物において自然の自己運動が合目的性をもつとする見解もここにちゃんと通用している。このような思想を根底として、私の言う健康の自主管理が実現するのである。これは分子生物学から誘導されるものではないが、分子栄養学の考え方となっている。私の仲間はこれを、三石理論と表現することがある。ここには自然科学を超えた生命観がある、と言っていいのかもしれない。

DNAの暗号は、人類全てに共通だということができる。しかし、人類は動物種としては単一である。交配が可能なのは、人類が同一種であることを証明する。

そうは言っても、我々日本人を見るとき、顔形においても声の色においても、一人として同じではない。アレルギーになりやすい人も、なりにくい人もいる。これらの特徴はDNAの特性によると考えることができる。厳密に検査すれば、DNAは一人ひとり違う。されればこそ、犯人の同定にDNAの鑑定が採用されるようになったのである。

DNAの相違は、酵素の場合、その立体形に現われるはずだろう。分子栄養学のパーフェクトコーディング理論はこの点に関わってくる。再度、結合の話に戻ろう。

酵素の立体形に変異があれば、そこにあるレセプターと、ビタミンや基質などの外来物との関係に、その変異の影響が現われないとは限らない。もしも影響が現われるとすれば、それはレセプターの形状、あるいはまた結合点の不整合にあると考えられる。

次ページに載せた図は私のアイディアを示したものであって、実際の形を示したものではないが、外来物がレセプターに適合しようとするときのいくつかの場合を出した。

外来物がブラウン運動によってたまたまレセプターにはまりこめば、酵素反応が開始されることになる。もし外来物が協同因子であれば、それがアロステリック効果を表わして基質のためのレセプターができる。もし外来物が基質であれば、酵素が働いて、その基質の分子構造を変えることになる。つまり、酵素反応がおこることになる。

そこで図を見て頂きたい。今説明したのは①の場合である。②ではレセプターの側に出っぱりができている。このようなことは、DNAの変異によることもあり、修飾アミノ酸（八七ページ参照）によることもあるだろう。また、これが出っぱっているのではなく、へこんでいることもありうる。要するに外来物とのあいだの形の不適合を表現しただけのことにすぎない。

図②のような場合、すなわち形が不適合の場合、酵素活性はゼロになると考えていいだろう。協同因子が受け入れられなくても基質が受け入れなくても、である。ただし、これを断言することはできない。というのは、図に示した出っぱりがごく小さいときが問題に

結合のモデル（三石流）

①正常な結合

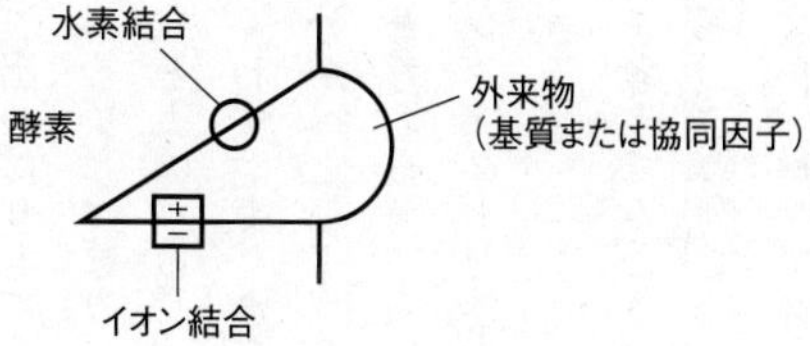

②統合不能（形状の異常）

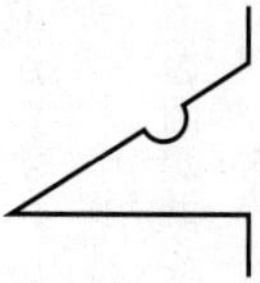

③統合困難（結合点の不整合）

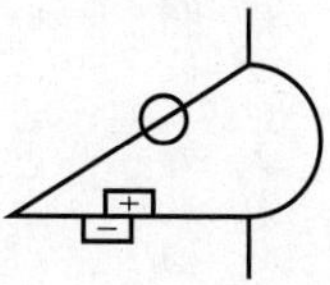

なるからだ。

前に述べたことだが、全ての分子はその温度相応の熱運動をしている。ということはレセプターの形全体も、出っぱりも、それを構成している分子がきちんと静止してはいないということにほかならない。つまり、どちらも輪郭がかすかに動いているということだ。この現象は「ゆらぎ」とよばれる。

もし出っぱりがごくわずかで、ゆらぎのなかでその山が低くなったその瞬間に、外来物のそれに対応する部分がへこむような状態がおきれば、対象物がレセプターに受け入れられるかもしれない、と考える。

このような場合、レセプターと外来物との関係を握るのはゆらぎである。これを「確率的」ということもできる。

最後に図③の場合を考えてみよう。ここではレセプターと外来物との形は一致しているが結合点に問題がある。この例ではイオン結合の位置にズレが生じている。外来物のプラス電荷の位置が右にズレ、レセプターのマイナス電荷の位置が左にズレている。これではイオン結合がうまく成立しえない。

この場合にも電荷をもつ分子の熱運動によるゆらぎを考えるとすれば、たまたまプラス電荷が左にズレ、マイナス電荷が右にズレて、両者がうまく一致するチャンスがあるだろう。そうすれば酵素活性が現われると考えるのである。

このような場合、千載一遇というか、万が一というか、宝くじの如しというか、酵素活性実現の確率は小さいわけだ。食い違いが大きければ何ともならないが、食い違いが小さければ何とかなる。これが分子栄養学の考え方の特色の一つである。

親和力という言葉がある。その言葉を引用して、ここに述べたような現象に、私は「確率的親和力」という言葉を当てることにしている。結合の確率の小さいことを確率的親和力が小さい、というのである。

確率的親和力が小さい場合、試行錯誤がくり返されることになるだろう。その中で宝くじを当てるわけだが、はずれが多いのが普通だ。はずれなら酵素タンパクが分解する。酵素はレセプターに外来物が入らなければ分解してしまうことを前に述べておいたはずだ。

そういうことであれば、外来物である協同因子ビタミンを例にとれば、その分子数が少なくて、たまにレセプターのところにくるようではだめだ。息をつくまもなくアタックすれば、初めて何とかなる可能性が出てくる。

私はビタミンをあびるほど摂っている。いわゆるメガビタミン主義者だ。その根拠をここに説明したわけである。

パーフェクトコーディング理論という言葉が前に出ている。コーディングを完遂すること、すなわち酵素活性を完全に発現させて基質を目的物に変えることを実現させる理論、つまりここに説明した理論をパーフェクトコーディング理論と命名したのであった。

決定論というものがある。ある原因が一つの結果に結びつく、というのがそれである。火星探査機は、故障がなければその目的が達成できる。これが決定論である。

ビタミンCはカゼを予防するというが、それは決定論ではない。この予防は酵素反応によって成立する性質のものだからである。反対に、発ガン物質を摂ってもガンになるとは限らない、というのも決定論ではない。

決定論でないということは、この場合、それが確率論であることを意味する。カゼもガンも、生体の全ての現象はマクロの世界、つまり目で見える世界に表現されるが、もとをただせば、源はミクロの世界にある。ミクロの世界を支配するのは決定論ではなくて確率論である。このことを理解しないで健康を論じるのは間違っている。

生体内の現象は単純ではないのである。

遺伝子レベル、DNAレベルの栄養学

分子栄養学に対して、遺伝子レベルの栄養学、あるいはDNAレベルの栄養学というよび方をすることができる。ここでのレベルの意味は「水準」であり「水位」である。洪水の恐れがあるとき、河川の水位の高いことは宜しくないが、そのような例外を除けば、水準・水位の高いことは好ましい。とくに学問において然りである。

では、遺伝子レベル、DNAレベルである分子栄養学のレベルをどのように考えるべきか？

物を考えるに当たってパラダイムが力になることはすでにさんざん論じたところである。栄養学という学問について考えるのには学問論のパラダイムを援用すべきである。

わが国に学問論がないのに反して、西欧にはそれが多くある。十七世紀にはデカルトが、十八世紀にはカントがそれを呈示した。彼らは学問の典型をもち出している。デカルトは数学を学問のお手本とし、カントはニュートン力学を学問のモデルとした。

数学には論理の貫徹がある。デカルトは学問においては論理の貫徹がなければならぬと

したわけだ。カントはそれだけでは不十分とした。同じ時代にデカルトが生きていたら、カントと同様な考え方をしたであろうが、時代にズレがあるのだから、これを問題にするわけにはいかない。

前にも論じたことだが、古典栄養学は経験から得た情報を並立したものである。つまり経験主義・情報主義がそこに見られる。レベルの概念を用いれば、古典栄養学は経験レベルということになるだろう。

経験に価値はない、などと言う人はどこにもいまい。だが、カントは経験より価値の高いものがあるとした。そこにカントの学問論の面目が存在する。

ニュートンは万有引力を発見した。月と地球との間には万有引力が働くというが、誰がそれを経験したのか。それは観測不能ではないのか。それはニュートンの頭に芽生えたアイディアだ。主観といってもいい。

万有引力の法則を作るに先だってニュートンは何を考えたのか。

彼はまず、地球や月について「質量」というものを措定した。これは物質の量なのである。これは観測不能ではないか。

引力のような「力」に対してニュートンは定義を与えた。加速度という量の定義も与えた。地球や月の質量も、その間に働く引力も加速度も、ニュートンの頭の中にあるものだから経験を超えている。だが彼は、「物体に力が働くと加速度が生じる。加速度の大きさは力の大きさに比例し、質量に反比例する」と言明したのである。

ニュートンの時代、ロンドンにはコーヒー店があって、そこは政治や文化を論じるインテリの溜り場になっていた。政府がコーヒー店に新聞をおくのを禁じるほど、そこでの議論は尖鋭《せんえい》であった。

コーヒー店ロイドには、フックやハレーやレンやニュートンなどがよく集まった。フックはフックの法則で知られる物理学者、ハレーはハレー彗星の出現を予言して有名になった天文学者、レンはロンドン大火後の復興都市計画やセント・ポール大聖堂の設計で知られる建築家である。

この三人があるとき、万有引力は距離の一乗に反比例するか、それとも二乗に反比例するかという問題で議論をたたかわせたが、いっこうにらちがあかない。証明ができなければ誰も納得しないからだ。

そこでレンは、二カ月後にここに集まって、正解を出した者に四〇シリングの賞金を出す、と言ったのだ。期限がきて連中が顔を揃えたとき、そこにニュートンが居合わせた。

そして、距離の二乗に反比例する、といって一同の度胆を抜いた。

惑星の運動については、すでにケプラーの法則というものがあった。これは、惑星の軌道の形、太陽からの距離、公転の周期などを示すものである。ニュートンは、万有引力の逆二乗の法則による運動方程式を駆使して、ケプラーの法則を証明することに成功していた。だから、自分の逆二乗の法則、すなわち万有引力が距離の二乗に反比例するという法則に絶対の自信をもっていた。カントがこれを高く評価しなかったら、むしろ不思議だろう。

ニュートンは、太陽と惑星との間に働く力の存在を観察したわけではない。質量についても同様である。カントはこの点に感動したのだった。それは前人未踏の出来事であった。

事物は情報の発信者である。それを的確に、すなわち客観性のもとに捉えたものには価値がある。ニュートンは情報を捉えたのではない。事物の属性を自分の頭でこしらえあげたのである。これを主観のなせるわざとすることができる。カントはニュートンの業績をみて、主観が客観の上位にきたと判断した。経験に重きをおいてきた従来の思想がここで逆転したとみた。そして、彼自身の考え方におきた現象に対して「コペルニクス的転回」

という表現を与えたのであった。この主観を客観の上位においた点を評価して、カントはニュートン力学を確実堅固な学問とし、これを学問のお手本とするに至ったのである。

従来の栄養学が、事物の発信する情報を並べたものであるとすると、これはお手本と比較すべくもないことになる。学問のレベルというものを考えてみるとき、カントの学問論を無視することはできない。そこで、従来の栄養学のレベルの高くないことを知るのである。

では、分子栄養学はどうか。この場合、人体の属性を主観的に措定しているのかどうか、人体から情報を取出そうとしているかどうか、が問われることになる。分子栄養学が前者であることは明白であろう。何となれば、そこには、生命が遺伝子の指令によって運営される、という措定があるからである。出発点は措定であって情報ではないのだ。したがって、カントの学問論からすれば、遺伝子レベルの栄養学は、経験レベルの古典栄養学よりレベルが高いことにならざるをえない。カントは、学問について考えるうえでのパラダイムを与えてくれたことになるだろう。

遺伝子レベルの栄養学での主役は、遺伝子分子というミクロの世界の存在である。ミクロの世界の運動はニュートン力学の法則によるのではなく、量子力学の法則による。よって遺伝子レベルの栄養学では、栄養物質や生理活性物質の運動に対して量子力学を頭におくことになる。

ミクロの世界には決定論がなく確率論があることはすでに述べた。遺伝子の合目的性から生体の合目的性が現われることもすでに述べたと言ってよい。これは外界に現われる程度が大きくなると、病気の自然治癒とよばれる現象として表現される。

科学は進歩する。これは、あとのものが先のものより優れていることを意味する。遺伝子レベルの栄養学は、古典栄養学よりあとに、科学の進歩の必然として登場した新しい栄養学なのである。

3章

高タンパク健康法

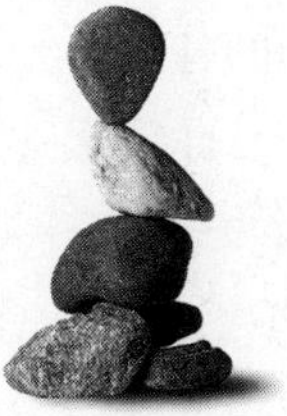

タンパク質の意義

エンゲルスは「生命はタンパク質の一形態である」という意味の名言を吐いている。これは十九世紀のことだから驚嘆に値する卓見であった。分子生物学を知っていれば、こんな当り前の言葉はないのだが。

ご存じのとおり、ＤＮＡはタンパク質の設計図であって、親は子にＤＮＡ以外のものを残さない。生命の実体がタンパク質にあることは、これだけで十分に理解されるはずだ。

タンパク質の設計図とは何のことか。それもすでに述べたことだが、タンパク質はアミノ酸を一列に並べて鎖のように繋いだものである。最初のアミノ酸は何か、次にくるアミノ酸は何か。これを決めるものだから、ＤＮＡをタンパク質の設計図とよぶのである。

人体では三千種ほどの化学反応がおきているが、その全ては酵素反応だといってよい。したがって、酵素の種類も三千ということになる。

これもすでに述べたことだが、酵素は全てタンパク質である。タンパク質がなければ酵素がなく、酵素がなければ生命の実体である化学反応、つまり代謝がないわけだから、生命が存在するわけがないではないか。

タンパク質を構成するアミノ酸配列をさして「タンパク質の一次構造」とよぶことになっている。ＤＮＡはタンパク質の一次構造を与える設計図ということになる。

酵素タンパクの形を見ると糸くずを丸めたようになっている。これを「球状タンパク」という。アミノ酸の鎖が自然に丸まって球状になるのは、そのあちこちに、イオン結合や疎水結合や水素結合ができて、そこがくっつき合うからである。

この三つの結合は力が弱いけれど、強い結合もないではない。それはSS結合といって、アミノ酸システインのもつイオウSと、そばにきた別のシステインのもつイオウSとが結合したものである。

糸くずを丸めたような球状タンパクをほぐして延ばしてみると、ジグザグの形もありヘリックス（らせん）の形もある。これはタンパク質の立体形の一つの表現であって、このような形にしたものを「タンパク質の二次構造」という。

球状タンパクは二次構造ではまだ安定しない。自然に丸まって三次構造になり、ようやく安定するのである。三次構造は一次構造によって定まる。一次構造が同じならば、自然の自己運動によって作られる三次構造も同じになるということだ。

球状タンパクの形の例

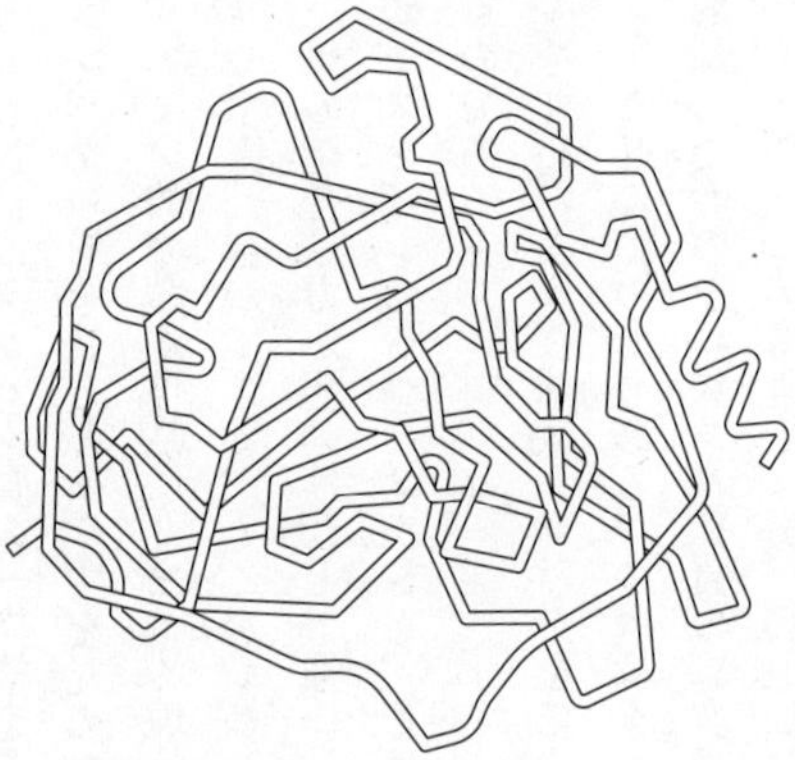

酵素の場合、同じ三次構造の球状タンパクが、二個とか四個がより集まって「多量体」を作るのが普通である。これを「タンパク質の四次構造」という。

タンパク質は形から見て二種に大別される。一つはここまでに説明した球状タンパクであって、もう一つは「繊維状タンパク」である。繊維状タンパクの場合、その形は、二次構造が安定であるためにアミノ酸の鎖を引き延ばした形になる。

人体を作るタンパク質の種類はきわめて多いが、いちばん多いのは「コラーゲン」という名の繊維状タンパクであって、その量は全タンパク量の三分の一を占める。コラーゲンは、骨・皮膚・腱・筋肉・毛・爪などの構成成分となっている。

コラーゲンは原則として三本のアミノ酸鎖が三つ編みのようにからみ合ってヘリックスを作る。この構造がビタミンCの存在下でないとできないことを覚えておいてほしい。

球状タンパクの中には酵素でないものもある。その例は血色素ヘモグロビンである。

タンパク質の相互関係のおもしろさは至る所にあるが、よく経験される歯痛の場合を例にとってみよう。歯は骨にその根を固定しているが、骨はコラーゲンでできている。その骨のコラーゲンにはコラーゲンを分解するコラゲナーゼがはりついている。こんなことだと骨は分解されてしまうわけだが、コラゲナーゼにはコラゲナーゼインヒビターというタンパク質がはりついている。コラゲナーゼインヒビターとは、コラーゲン分解酵素抑制タンパクの意味である。インヒビターがいるものだからコラーゲンの分解がおさえられている。したがって骨は無事なわけだ。

歯が痛みだしたとき、そこには炎症がおき、例の活性酸素が発生して、コラゲナーゼインヒビターを壊す。そうなるとコラゲナーゼが働きだして骨を溶かすので、歯痛をがまんするのはよくない。そこで、消炎剤や活性酸素除去剤の出番がきたわけだ。

コラーゲンヘリックスは紐のようなものだ。それが原則として平行になって整列している。それが乱れるのを防ぐために、要所要所で、コラーゲン繊維同士の間に橋がかかっている。これを架橋結合という。

若い人の皮膚にシワはない。ところが年をとるとやたらにシワができる。これはコラーゲン繊維の間に、正常な架橋結合とは別の架橋結合ができて皮膚が弾力をなくすせいだ。ここにナメシ皮を作るときと同じ変化がおきている。このとき、顔の皮膚は靴の皮のように丈夫になっているが、ごわごわしたために、折り目がシワになったのである。古くなった靴のようにだ。

コラーゲンは代謝回転が遅いのが特徴である。半交代期は何年というぐあいに長い。もしその代謝回転がスピードアップできれば、シワは消える理屈になる。これについてはアテロコラーゲンがいいといわれる。

コラーゲンヘリックスは三つ編みになっているために両端がほつれている。これを切り落としたものがアテロコラーゲンである。

腱のコラーゲンにも架橋結合がある。老人のアキレス腱には、若い人の何倍もの架橋結合ができている。弾力がないから切れやすいことになる。

毛の場合、繊維状タンパクはコラーゲンではなく、ケラチンである。ケラチン繊維とケラチン繊維との間にはSS結合の橋がかかっている。これは、システインとシステインとの間にかかるのである。

パーマをかけるときには、まずこのSS結合を切る。そして毛をカールさせておいて、元とは別の所でSS結合を作る。それで毛に思い通りのくせがつけられるのである。

タンパク質のおこす現象には、シワとかパーマとか、外面に表われるものもあるが、内部のミクロの世界におこるものが格段に多い。そして、それこそが生命の実体なのである。

タンパク質はアミノ酸の鎖であって、その配列が違い数が違えば、性質も違う。すでに述べたように、同じタンパク質でありながら、それを壊すタンパク質もあり、壊すのを妨げるタンパク質もある。

新しいタンパク質の発見のニュースがよく新聞に出ている。タンパク質の世界は底が知れないといっていい。ざっとでもいいから、タンパク質の記事があったら読んで頂きたいと思う。

タンパク質はアミノ酸の鎖だが、アミノ酸の鎖が全てタンパク質ということではない。アミノ酸の数が百以上あればタンパク質とよばれるが、それ以下の場合は「ペプチド」とよぶことになっている。

タンパク質の消化とは、アミノ酸の鎖がちぎれて二つ三つになることをさしている。このときアミノ酸が一個になるまで分解する必要はないそうだ。

そういうことならアミノ酸二個か三個のペプチドでプロテインを作ったら消化の手数がはぶけると考えて、私は試してみた。ところがこれは味がまずくて食べられたものではない。その上、これは値段が高いので実用的な商品にはならない、というのがその時の結論だった。

植物性か動物性か

歴史を調べてみるまでもなく、過去には農耕民族と狩猟民族という分類のあてはまる時代があった。前者が植物性食品に依存し、後者が動物性食品に依存していたことは間違いあるまい。

日本の国が「豊葦原《とよあしはら》の瑞穂《みずほ》の国」と自らをよんでいたことはよく知られている。これは米が主食であったことを意味している。したがって、日本人が植物性食品をよしとする傾向は根が深いわけだ。

米を精白する技術が実現したのは元禄時代であった。この時から江戸では白米が歓迎され、副食に恵まれなかった下級労働者、つまり丁稚《でっち》奉公の若者に脚気《かっけ》が流行した。これは「江戸患い」とよばれた。

脚気患者は、出身の農村に帰って病気がよくなると奉公先へ戻ったものである。米糠《ぬか》に含まれているビタミンB_1が摂れるか摂れないかで、脚気はよくなったり悪くなったりしたわけだ。そして、この問題の研究が、ビタミンB_1の発見を生んだ。

今日でも玄米食をすすめる人がいる。玄米菜食の人は、顔色の悪い人が多い。日本人の平均寿命は世界最長だが、戦前は四十歳代でしかなかった。これは医療の進歩にもよるが、その背景には、植物性食品中心の食生活が動物性食品を加えたものに変換したという事実がある。栄養素に着目すれば、これは低タンパク食からの脱却ということになるだろう。植物性食品の中にも豆類のようにタンパク源となるものもあるが、これはむしろ例外である。

もし植物性食品を中心とする食生活の中で豆類を主食とすることが可能ならば、低タンパク食からの脱却もありえないではないが、植物性タンパクが動物性タンパクと比較して良質度の低いことが問題になってくる。玄米菜食のスタイルで高タンパク食を実現することは原理的に無理である。

すでにおわかりのとおり、タンパク質はアミノ酸の鎖であって、そのアミノ酸が植物起源のものか動物起源のものかなどは全く問題にならない。タンパク質の質を問うとき問題になるのはひとえにアミノ酸の量の比である。同じ生物であっても、人間は動物であって植物ではない。そこから考えても、アミノ酸の量の比において、植物性食品よりも動物性食品の方が我々の要求によりよくかなっていることが想像されるのではあるまいか。豆腐より牛肉の方がうまいと感じている人は多数派であろう。それは、牛肉が我々の栄養的な要求をよりよく満たしていることの反映として受け取られてよい。かつてブラジルの食人インディオが人間の肉を珍重したのは、それが美味だからだという。次にうまいのは大型のサルだという。

植物性食品と動物性食品とのタンパク源としての優劣は、ここに記したように簡単明瞭であって、異論の出る余地は全くない。もしここでそれに反論を唱える人がいたとすれば、それはわからず屋以外のものではない。

植物性であるか動物性であるかが大きな問題になるのは脂肪の場合であって、これについては十分な情報をもつことが万人に要求される、と私は考える。

植物性であるにせよ動物性であるにせよ、脂肪とよばれる物質は、全て脂肪酸とグリセロールとの化合物の形をとる。だから、脂肪酸の種類だけ脂肪の種類があることになる。脂肪酸のような有機酸はアルコールによって中和されて「中性脂肪」となる。そして、中和によってできた中性脂肪のような中性の物質を「エステル」という。これは無機酸がアルカリと化合して「塩」になる現象と対比される。なお、グリセロールはアルコールの仲間である。一般に「オール」という接尾語はアルコールを意味している。

脂肪についても植物性に限ると思いこんでいる人がいる。タンパク質の場合と同様にこれも間違っているといえる。

昔は、リノール酸がもてはやされたものだった。しかし今は下火である。このあたりの事情はこみいっていると同時にまことにおもしろい。科学の進歩というものの一面が鮮やかに描き出されているからだ。

念のために記しておくが、大部分の脂肪酸は、糖またはアミノ酸から体内で作ることができるが、リノール酸は作れない。このように、体内合成のできない脂肪酸を「必須脂肪酸」とよぶことにする。必須脂肪酸はリノール酸ばかりではない。

一九二九年のこと、バア夫妻は、脂肪を全く含まない餌でラットの子を飼ってみた。すると、成長がとまって尻尾や皮膚がおかしくなった。毛が抜けたり尻尾にウロコが生えたりしてきたのである。腎臓の出血もおきた。

我々人間だったらどうだろうか。尻尾は大丈夫だが、毛や腎臓は危ないというところだろう。

さっき書いたことだが、必須でない脂肪酸なら自前で作れるはずだ。だからこのラットも、脂肪分がすっかり切れたのではないだろう。

次にバア夫妻は、このラットにステアリン酸を与えてみた。これは牛脂、動物性の成分である。またオレイン酸を与えてみた。これは植物性、オリーブ油の成分である。この場合、症状の改善は全くなかった。

そこでバア夫妻は、水素添加の綿実油を与えてみた。植物性の、マーガリンのような脂肪だ。すると、症状がかえって悪化した。実は前出のステアリン酸やオレイン酸なら自家合成の可能性があったのだが、マーガリンはそれができない。それにもかかわらずこれで症状が悪化したことに注意する必要がある。

バア夫妻はこんどは少量のリノール酸を与えてみた。すると症状は一転してよくなった。次にアラキドン酸を与えたところ、リノール酸よりさらに効果が優れていることがわかった。アラキドン酸は、ほとんど全ての動物性脂肪に含まれている脂肪酸である。バア夫妻からずっとあとになって、前に紹介したことのある局所ホルモンの研究が行なわれた。その知見を利用すると、この実験の意味がみごとに解明される。これは脂肪についての重要な情報だから、ここに説明を加えることにする。

局所ホルモンの正しい名前は「プロスタグランディン」だ。これの発見はスウェーデンのベルグストレームによる。一九三〇年のことだった。しかしそれが有名になったのは一九八二年にノーベル賞の対象になってからのちのことと言っていい。ベルグストレームは、ノーベルが生前から財政的援助を続けていたカロリンスカ研究所の所長で、ノーベル賞委員である。

プロスタグランディンは、プロスタグランドすなわち前立腺から発見された。そしてこの物質が、ほとんど全身の細胞の全てから分泌されることがわかってきた。

プロスタグランディンの材料はここで扱っている脂肪酸である。ただしその材料になれる脂肪酸は、ジホモガンマリノレン酸・アラキドン酸・エイコサペンタエン酸の三つに限られている。私はジホモガンマリノレン酸の前駆体ガンマリノレン酸と、アラキドン酸・エイコサペンタエン酸の三つを「不可欠脂肪酸」とよぶことにしている。必須脂肪酸と区別しているわけだ。ガンマリノレン酸を含む食品は牛乳・ヤギ乳・人乳・月見草油である。アラキドン酸は魚油を除くほとんど全ての動物性脂肪に含まれている。また、エイコサペンタエン酸はほとんど全ての魚油に含まれている。要するにほとんどが動物性脂肪なのである。

ちなみにプロスタグランディンの種類は、材料によって異なるので三種あることになる。ジホモガンマリノレン酸の系統には1、アラキドン酸の系統には2、エイコサペンタエン酸の系統には3をつけて区別する。プロスタグランディンは略してPGとする。PGE_2とあれば、それはアラキドン酸系のプロスタグランディンEを意味することになる。

これまでの話をまとめると、まずバア夫妻の動物実験で、飼料に脂肪を全く加えないと異状がおき、リノール酸を与えるとそれが改善されたが、アラキドン酸を与えるとその効果が大きかった、という報告がなされた。これはアラキドン酸系のプロスタグランディンの効果として説明される。そして、リノール酸は実はアラキドン酸の前駆体であったのだ。リノール酸の効果がアラキドン酸より低いのは、リノール酸からアラキドン酸への化学反応がスムーズにいかないことによる、と説明することができる。

なお、アラキドン酸はジホモガンマリノレン酸からも作られる。ついでに言うと、この反応を抑制する物質がゴマに含まれている。ゴマを食べるとアラキドン酸の生成がおさえられるわけだ。動物性食品を摂っていればアラキドン酸の不足はまずないし、ジホモガンマリノレン酸の方は不足しがちだから、ゴマを食べることには価値があると言ってよい。ゴマには活性酸素除去作用もあるのだから、これは価値ある食品と言っていい。

ここまでの説明で、脂肪は植物性のものより動物性のものが優れていることがおわかりだろう。バア夫妻の実験ではまさにそれが証明されていた。何よりも不可欠脂肪酸は、月見草油を除けば全て動物由来のものではないか。

プロスタグランディンの効果の一端はバア夫妻の実験で見たところだが、その作用は驚くほど広い範囲にわたっている。プロスタグランディンに三つの系統があり、それぞれの系統に数種のものがあって、総数は数十に及ぶ事実からすれば、その働き場所や作用が多いのは当然といえる。

プロスタグランディンの三つの系統のものは、相互に拮抗する場合がいくつかあるけれど、協同する場合がないではない。プロスタグランディンE_2には気管支収縮作用があり、

細胞膜の断面

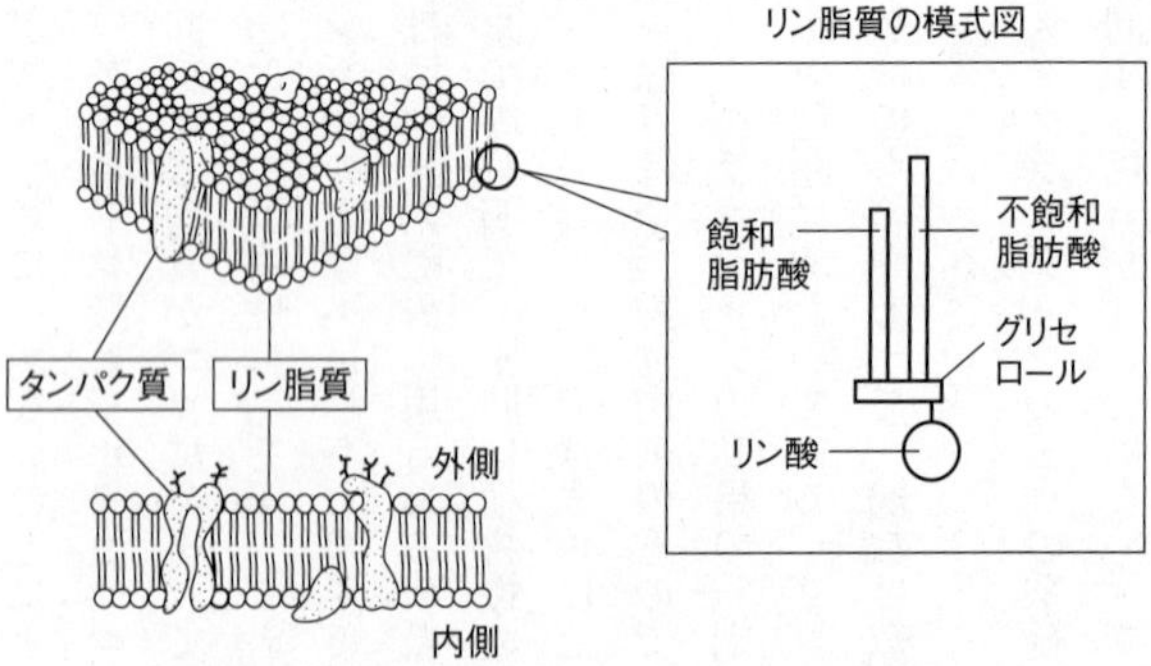

プロスタグランディンE_1にはその拡張作用があって、互いに協同してそれらを行なっている、といった案配だ。

参考のためにプロスタグランディンの作用の一部を紹介する。全て調節作用の性質をもっているので脇役に回ることが多い。

眼圧の調節、瞳孔の収縮、自発運動の抑制、体温の調節、性腺刺激ホルモンの分泌、心筋の収縮、気管支の調節、炎症の誘発、胃酸分泌の抑制、腸管の収縮、血管の拡張、血小板の凝集とその抑制、血圧の降下、尿中ナトリウムの排出、大腿部の脂肪酸遊離の抑制、排卵の誘発、黄体の退行、子宮筋の収縮と弛緩……。

脂肪酸には不可欠脂肪酸以外にもいろいろなものがあるけれど、そのほとんど全てのものは一つ一つの細胞の膜におさまっている。プロスタグランディンの必要がおきたとき、その材料となる脂肪酸は細胞膜から切り出されるのである。

細胞を包む膜、すなわち細胞膜は「生体膜」とよばれる。細胞内部にはさまざまな膜構造があるけれど、それは一つの例外を除いて全て生体膜で作られている。

生体膜の構造を見ると、「リン脂質」という名の分子のぎっしり並んだ二重層になっている。そしてその分子は、グリセロールの頭に、リン酸と飽和脂肪酸と不飽和脂肪酸との三つの分子が結合した形になっている（前ページ図参照）。そして不可欠脂肪酸はどれも不飽和脂肪酸なので、リン脂質の構成に参加している。

プロスタグランディンを作る必要がおきて、その材料の不飽和脂肪酸が遊離すると、そのあとがまにはそのいちばん近くにいる不飽和脂肪酸がすわる。そういう次第だから、不可欠脂肪酸の補給をしておかないと、あとで困ることになる。

ここまでくると、飽和脂肪酸と不飽和脂肪酸についての説明が必要になるだろう。

例えば次ページの上段にステアリン酸、リノール酸、アラキドン酸の化学構造式を示す図がある。Cは炭素、Hは水素の記号で、前者はカーボンの頭文字、後者はハイドロジェンの頭文字だ。これを見ると、脂肪酸が炭素と水素の化合物、すなわち炭化水素であるこ

脂肪酸の化学式

ステアリン酸

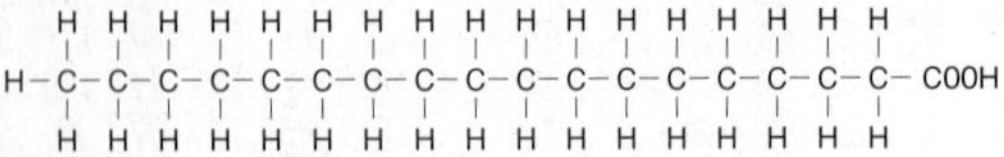

リノール酸

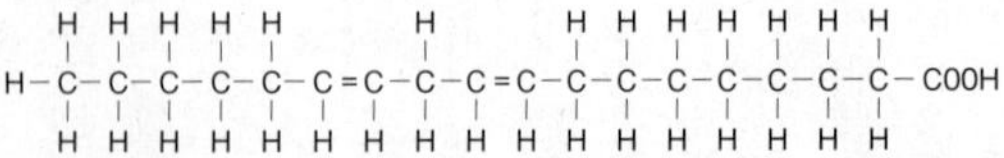

アラキドン酸

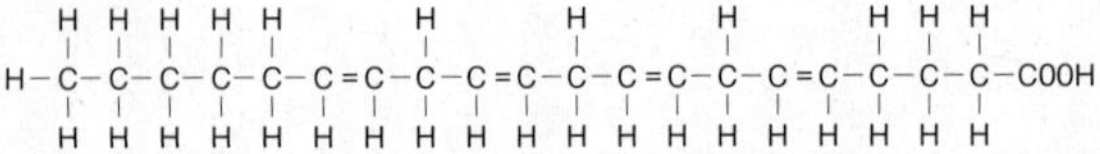

とがわかる。頭部のCには三つのHがついているが、これはいわゆるメチル基である。尾部にはCOOHがついているがそれはいわゆるカルボキシル基であって、有機酸の特徴とする原子団である。

炭素数を見ると、ステアリン酸とリノール酸は十八、アラキドン酸は二十である。プロスタグランディンの材料になる脂肪酸はどれも炭素数二十と決まっている。

メチル基とカルボキシル基にはさまれた部分はそれぞれに異なっている。ステアリン酸では、Cの上下にHがついているものだけしかないが、リノール酸やアラキドン酸では、Cの下だけにHのついたものがある。その形のものは必ず二つ並んでいる。

そして、Cの間が二本棒になっている。これを「二重結合」という。

二重結合はリノール酸とアラキドン酸にはあるが、ステアリン酸にはない。ステアリン酸の図を見るとHが飽和している。それでこの酸を飽和脂肪酸といい、二重結合のある酸を不飽和脂肪酸という。

二重結合の部分は曲がりやすいので、二重結合の数が多いものほど、その脂肪酸は流動性が大きくなる。ステアリン酸は二重結合がないのでつっぱっている。ステアリン酸が成分となっている牛脂が固体になっているのはそのためである。

魚油や多くの植物油は二重結合があるので液状になっている。だから、これをバターの代用品にするためにはそれに水素を添加して二重結合の数を減らせばいいわけだ。こうして作ったものを「硬化油」という。マーガリン・ショートニングは硬化油である。

二重結合の部分の立体形には二つの種類がある。一つはシス型、一つはトランス型とよばれる。天然の脂肪酸の大部分はオールシス型であって例外は二つしかない。それはサバ油のセトレイン酸とナタネ油のエルシン酸である。トランス型のある脂肪酸は人体に馴染まない。ただし、バイオ技術での品質改良によって、トランス型脂肪酸を含まないナタネ油が出回るようになってきた。

不飽和脂肪酸に見られる二重結合のシス型かトランス型かは、プロスタグランディンが作れるか作れないかに関わっているが、この問題は意外な場面にも関わっている。それは視覚の場合である。網膜ではビタミンAが活躍している。これは脂肪酸ではないがそれに似た構造の部分をもっている。光がくると、ある特定の部分の二重結合のシス型がトランス型に変換して一瞬のうちにシス型に戻る。生体の妙は小説よりも奇なりだ。

また、炭素は燃えれば二酸化炭素になり、水素は燃えれば水になるので、炭化水素である脂肪酸は、ブドウ糖と並んで人体の主要なエネルギー源となっている。

脂肪酸はミトコンドリアに入って、初めてエネルギー化するわけだが、カルニチンという物質がないとミトコンドリアがこれを受け付けない。そういうわけだからカルニチンは筋肉の中に存在する。ただしこの物質はビタミンCがないと合成されない。ここでまたビタミンが出てきたことを見逃すわけにいかないだろう。

話がいくらか専門的になりすぎたので、本筋へ戻る。

植物性か動物性かの問題は、脂肪についてとくに注意を要する。食物における植物信仰は、プロスタグランディンの仕組みから見ればナンセンスなのだ。

昔は、植物油リノール酸がもてはやされた時代もあった。サフラワー油、リノールサラダ油などに多くの人が手を出したものだ。ところが地中海沿岸地方の人に心臓病の少ないことが話題になって以来、オリーブ油に含まれるオレイン酸が脚光をあびてきた。とくに日本では沖縄の人たちに長寿者の多いことから、ラードに含まれるオレイン酸が改めて脚光をあびることとなった。牛脂の主成分であるステアリン酸が体内でオレイン酸に変化する現象が発見されて、これもオレイン酸の評価を高めた。

二重結合一個の脂肪酸を一価不飽和脂肪酸といい、それが二個またはそれ以上の脂肪酸を多価不飽和脂肪酸と言い、二重結合の数の多いものほど酸化しやすいという事実がここ

二重結合のトランス型・シス型

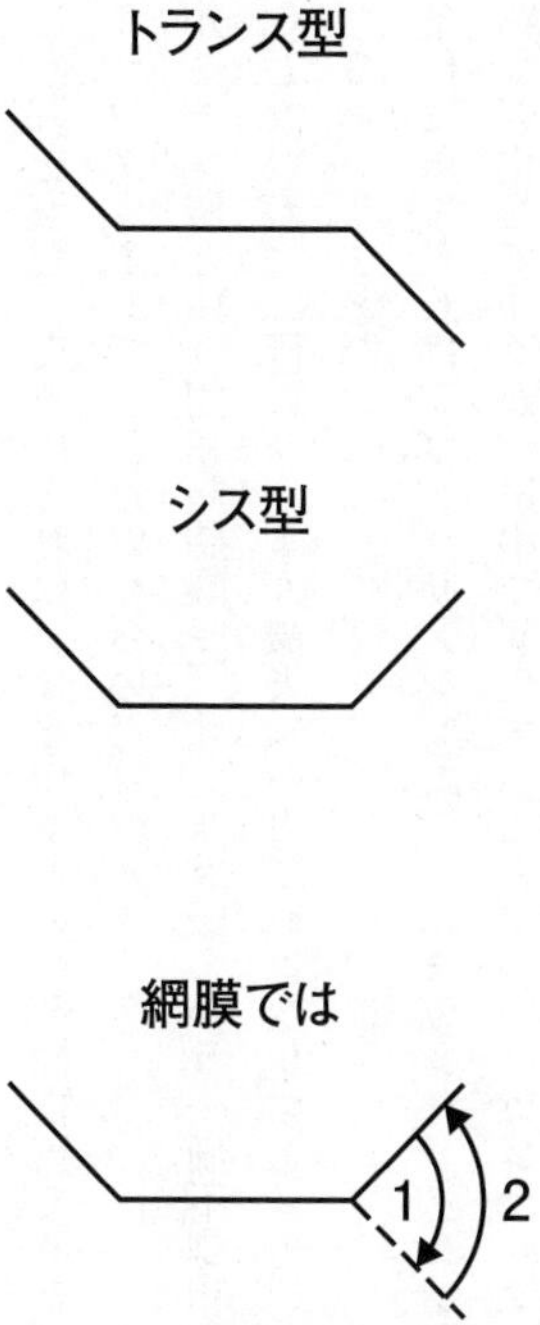

での問題だ。不飽和脂肪酸は酸化すると「過酸化脂質」という物質に変化する。これは活性酸素を発生する性質をもち、皮膚にあればシミを作るという敵性物質である。私はこれを時限爆弾というニックネームでよびたいくらいだ。

植物油にもパルミチン酸という飽和脂肪酸や、オレイン酸という一価不飽和脂肪酸があってどちらも酸化しないが、二価のリノール酸となるとこれは酸化する。ということはそれが時限爆弾になるということだ。

リノール酸は条件に恵まれれば、ガンマリノレン酸→ジホモガンマリノレン酸→アラキドン酸という経路で変化してゆくが、途中で酸化することが多い。ガンマリノレン酸もアラキドン酸もそれ自体を含む食品があるのだから、そちらを摂ることにすればリノール酸は摂らなくていい理屈になる。

生体膜はその成分として不飽和脂肪酸を要求していることは前に話したが、そのためには植物性のものよりオレイン酸のような動物性の脂肪を摂る方がいい、という考え方が出てくるのである。

ビーフやポークの料理が出ると脂身を毛ぎらいして残す人がいるけれど、その脂肪はリノール酸よりはよほど安全かつ健康的な脂肪なのだ。

動物油の役割についてもう一つ付け加えなければならないものがある。それは魚肉に含まれるドコサヘキサエン酸、DHAである。ドコサは二二、ヘキサは六、エン酸は不飽和脂肪酸を意味している。つまり炭素数二二、二重結合六の不飽和脂肪酸がドコサヘキサエン酸である。ついでに言えば、エイコサは二〇、ペンタは五のことだから、前出のエイコサペンタエン酸は、炭素数二〇、二重結合五の不飽和脂肪酸ということになる。さらに、リノール酸はこの言い方で言うとオクタデカジエン酸だ。オクタデカは一八、ジは二を意味する。

魚屋さんの店頭に目玉のついたマグロの頭が見られる。目玉にDHA、つまりドコサヘキサエン酸があるからだとされる。これは目の網膜や、脳の神経細胞のレセプターに含まれて重要な役割を負っている。だから、DHAを摂れば目や頭がよくなるだろうという話がでっちあげられることとなった。

しかしDHAは、可欠脂肪酸であって、魚類のほとんど全てに含まれるエイコサペンタエン酸（EPA）に二重結合を一つ加えればできあがる。だから無理にDHAを食べなくても、サケでもマグロでもサンマでも油っこい魚を食べていればDHAはまず大丈夫と考えていい。DHAは突然脚光を浴びて、いかにも効果のある栄養食品のように言われているが、そもそもＤＨＡがなかったら、人間は目も見えず脳の信号系は働かず、大変なことになる。

それにしても、二重結合の多い不飽和脂肪酸は酸化しやすく、こんなものを欲張ると時限爆弾を抱かされる危険がある。私はそんなものに手を出すほどオッチョコチョイではない。

植物性か動物性かの問題は、どうやらタンパク質についても脂肪についても、軍配は動物性の方にあがったようだ。人間は動物なのだから、考えてみればこれが当然だ。

私の食生活

私の一日は朝食に始まるのではない。だから、食生活より前にまず起床から始めることとする。

起床といっても目覚まし時計で起きるわけではないから時刻は一定しない。しかし自然に目が覚めた時が起床の時かというとそうではない。

夜中トイレに起きることもあり起きないこともあるが、どちらにしても五時から八時頃になれば自然に目が覚める。五時頃であればトイレに行ってまたベッドに横になってポータブルラジオのスイッチを入れ、ニュースなどを聴き、七時半に起床する。この時私は少し膝を開いてベッドの上に正座する。そして体を大きく左右にゆらす。この体操の効果は親戚の葬式のときに現われた。一時間半も座ったが何ともなかった。以前は足が痛くて全く座れなかったのに、である。

これがすむと真向法だ。左右にゆらす正座や真向法は、関節機能の退行に対する抵抗ということだろう。これによって健康が左右されることはないだろうが、私はこのような苦行に若干の価値を認める傾向をもっている人間だ、と言っておこう。この程度の苦行がおっくうになるとき、自然の自己運動が年貢を納める鐘を打つと思っている。

次のプログラムは入浴だ。昨夜の湯を少し抜いて熱いのを入れながら風呂につかる。私はぬる湯好きなのだ。

その日が月水金のどれかに当たれば、浴槽のへりを利用してアイソメトリックスをやる（一三七ページ図参照）。目的は手足や頸の筋肉の萎縮を防ぐところにある。月水金にこれを限ったのは、アイソメトリックスは隔日が原則だからである。アイソメトリックスのおかげだけとは思わないが、私の筋肉の量はまだほとんど減っていない。

朝風呂の効用はそれが新鮮な発想の温床となるところにある。私は重症糖尿病患者なので血中にケトン体という名の異常な物質が存在する。そのせいで尿が臭い。脳の正常なエネルギー源はブドウ糖のみなのだが、ケトン体もエネルギー源として利用される。ただし、ケトン体には連想能力を高める効果がある。一方、脳の温度があがると知的作業能率がアップするという事実もある。

そういうわけで、朝風呂の中で新しいアイディアが浮かぶことが珍しくない。その日に何をどのように書くかというような問題をもって、私は朝風呂につかる。

ちなみにケトン体は糖尿病だけの特徴ではない。前の日の夕食から十二時間以上たつと血中にケトン体が出てくる。だから、夜おそい食事をしない限り、朝風呂は頭の働きにとって有利ということに、自然になるのである。

朝食はそのあとだから八時をちょっと回った頃になる。台所にはテレビがあるからそのスイッチを入れてからだ。朝食はプロテインが主であって、その内容は紹介ずみだからここには書かない。私のテレビの時間は台所にいる時間に一致する。

食後には餅菓子とかカステラとかチョコレートとかクッキーとか何かを食べる。このと

アイソメトリックスで気軽に身体づくり

鍛えたい筋肉が全力で収縮した状態を6秒間続け、それを3回繰り返す。

Step1

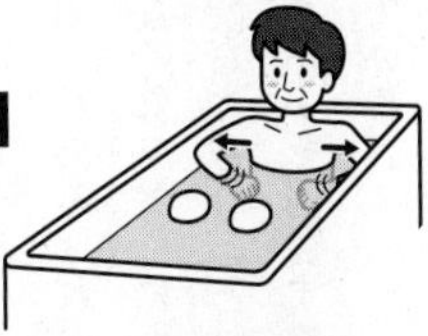

浴槽の側面を肘で力いっぱい6秒間押す

Step2

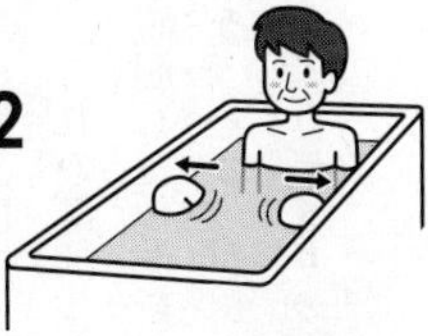

両膝を広げ、浴槽の側面を6秒間押す

Step3

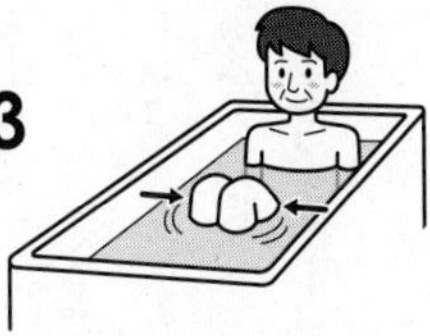

両脚を閉じて、力いっぱい内側に向かって6秒間押し合う

〈注意点〉

・アイソメトリックスは、1日おきに行うのが原則です。6秒～8秒行うことによって、筋繊維に破壊がおこり、これが再生されるときに太くなります。ただし再生に2日間を要しますので、アイソメトリックスは隔日で行うのが原則です。

・息を止めずに行ってください。

・血圧が高い方、ご高齢の方は、ご無理のない範囲で行ってください。

き多少の糖質が必要なのである。

脳は毎時五グラムのブドウ糖を消費して働くが、全身ではその二倍以上のブドウ糖がいることだろう。したがって、糖質を十分に摂っていない場合、食後の時間が長くなると血中ブドウ糖が不足してくる。その対策として、肝臓に蓄えられたグリコーゲンがブドウ糖を補給する仕組みがあるけれど、これの量は多くはない。そこでタンパク質をブドウ糖に変えざるをえなくなる。前にも説明した「糖新生」である（五九ページ参照）。

糖新生を余儀なくされるということは、タンパク質を損失するだけでなく、その代謝によけいなエネルギーを消費するというデメリットがある。糖不足は高タンパク食の場合の注意点となっている。

朝食がすんだら私はダイニングテーブルに両手をかけて、ストレッチをやりジャンピングをやる。後者は脚や心臓に負荷をかけてエネルギーの出力の状態を掴むのが目的だ。ジャンプは私にとっては運動量の大きい作業だと勝手に決めているわけだ。

ストレッチときたら自己流のデタラメだから書いてみても参考になるまい。主として腓腹筋が対象のつもりだ。筋膜の緊張は筋肉の萎縮を防ぐ。

原稿に追われていないときにはこのあとでオルガンを弾く。曲はいわゆるポップスだ。

若いときはピアノやバイオリンをやったし、東大のオーケストラでフレンチホルンを吹いたこともありタクトを振ったこともあるが、十数年前からはオルガンだ。といってもエレクトーンに数十本のパイプをつけたものだ。

私はこれを始めてから知らなかった曲の譜面をずいぶんたくさん覚えた。そして、記憶力が別に減退してはいないという実感をもっている。これは重大な現象としていいのかどうかわからないが、気分が悪くないことだけは確かだ。

オルガンの椅子に座ると三十分や一時間はすぐに経ってしまう。だから、ジャンプがすんだら書斎に直行するのが普通だ。原稿を急がされているときなら即座に鉛筆を走らせる。原則として原稿は書きっ放しでよほどの問題がなければ見直すことはない。だからきわめて速い。資料を見るのは例外なのだ。

一段落するとベッドに横になって放送大学のラジオにスイッチを入れる。これが大学かと疑うような下らない講義が多いが、有益なものがないではない。私は放送大学の熱心な盗聴生だと友人には自慢している。下らないのにぶつかれば、急いでスイッチを切って椅子に戻る。新聞はそういうときに見る。

私は朝日・毎日・赤旗の三紙をとっている。最初に読むのは一面下段のコラムだ。朝日はエスプリ的、毎日は資料的、赤旗は意欲的という評価を与えたら五〇%位は的中しているだろう。取っておきたい記事は必ず切抜いてスクラップブックに整理することとなっているが、コラムがその選に入る率は三紙大差がない。

定期購入の雑誌は『科学』、『現代化学』、『選択』、『週刊金曜日』、『クリニシアン』(無料)と決めてある。『日経サイエンス』、新刊書をずいぶん買いこむ。これをじっくり読みたいという気持ちは十分にあるのだが、なかなかその時間がひねり出せない。持ち時間は恐らく二千日はないだろうから、これも仕方ないとあきらめている。著述業を早くやめるべきか、などと思うことがある。

原稿や新聞との付き合いに一息入れるときには、エアロバイク、ステッパー、ボート漕ぎ、ブルワーカーなど、力仕事はいっぱいだ。しかし、『医学常識はウソだらけ 実践対策編』にそれを並べたら急に嫌気がさしてきた。エアロバイクもボートもブルワーカーも埃《ほこり》をかぶっている。

本心を言えば、このたぐいの運動器具が健康レベルを支配するとは考えていない。私の運動器具の存在は、むしろ消極的な意義しかもたないといってよかろう。筋力の低下や関節の可動範囲の縮小に抵抗することに価値を認めないわけではない。何事も体が動かなくては万事休すだ。経済的自立も大切だが肉体の自立も重要である。そうはいっても、いやになってしまったものはしかたがない。これは私が肉体的な体力よりも精神的な知力に重きをおいていることによるのだろう。

昼食のスタイルは在宅の場合ふたつある。一つは家内の鉛中毒からきたアルツハイマー型認知症がひどくなって、私と娘ではどうにもならなくなった時点からのものだ。ふたりのベテラン奥さんの手による昼食だ。これはいわゆる山海の珍味といえる代物である。料理のほかにプロテインドリンクも作ってくれる。これを全部たいらげるのは大仕事だ。

量の多いせいもあって昼食の時間は相当に長い。雑多な話題が飛びかうけれど、そこに栄養の話や病人の話がはさまることがある。キサントフィルだのカルシウムパラドックスだの、井戸端会議では出てこない言葉が使われることもある。

その後一時間も書斎にこもればこんどはお茶だ。これも時間をたっぷり取った雑談の場となる。その後片付けや雑用がすめば合奏をすることがある。ピアノもシンセサイザーもあるからだ。

私がオルガンを弾くことを知って、指を動かすのはボケ防止の一策か、という意味の質問をする人がいる。現実にそういう効果があるかもしれないが、私はそんな根性を全くもちあわせていない。弾きたいから弾くだけのことだ。

彼女たちの来ない日の昼食は一定しない。基本的には朝食と同じプロテインドリンクだが、汁粉・野菜ジュース・ボルシチ・オニオンスープ・コンソメなどの缶詰を開けたりする。この昼食からプロテインジュースを抜いたものを昼食とする場合もある。その日は、お茶の時刻にプロテインドリンクを飲む。要するに、プロテインドリンクは一日二回が原則だ。

買置きの菓子類は、朝食・昼食・お茶のどれかに振りあてる。

夕食は原則として娘の家に委せることになっている。これは通路で繋がる隣家だから全天候型で便利だ。ここは一家四名だがプロテインは朝食ですます習慣になっているので、夕食は普通の食事内容である。

夕食がすめば書斎以外に行くことはない。十時すぎまで机に向かって、それから風呂だ。洗い場で腕立て伏せを六十回してから上がる。一日のタンパク摂取量を概算して不足とみればそれを補う。このときは錠剤タイプのものを使う。三日に一遍ぐらいはこのスタイルになる。

ベッドに入るのは十一時すぎが普通だ。例のポータブルラジオで「ナイトエッセイ」、「視点論点」などを聞きながら、手足の関節を動かしたり指をひねくったり脚を振ったりする。これはマッサージの先生伝授のものだ。〇時のニュースを聴くこともあるが、たいていはその前にスイッチを切って眠りにつく。

その日その日の反省をするなどという殊勝な心掛けはない。

私は北海道から沖縄まで年間二十回前後の講演をし、宿泊研修やスキーに出かけることもあるが、食生活の原則は厳格に守っている。

最後に、自分の食生活をチェックする際の参考になると思われる一文を提案しておく。

生命は物質の流れの一形態である。

これを大前提となる命題としたい。さきにリボゾームにおける自己組織化を紹介した。これを分子までバラして試験管に入れておくと、分子は自然に集合してもとの形のものを組立てる。そしてもとの機能を取り戻すというくだりだ。この時、よけいな分子を一つ加えても、それは利用されることがないばかりか、組立作業の邪魔になるばかりだ。逆に分子が一つ欠けてもアウトだ。

勝手なものを口に入れて、それで生命は保てると思いこんでいる。だが口に入れたものを材料として、自然の自己運動は、細胞を作りエネルギーを作り、酵素を作り神経伝達物質を作り抗体を作らなければならないことを忘れてはならない。それらの究極的な材料は、アミノ酸でありブドウ糖であり脂肪酸でありミネラルであって、量の問題はあるにせよ、それらはどんな食物にも含まれているといっていい。だからこそ、何を食べても生きていられるのだ。

しかし我々は、口から入るこれらの物質の流れを、意識によってコントロールすべきではあるまいか。ある材料は余り、ある材料は不足、という条件のもとでも生体の理想的な運営ができると思っている人はいないだろうか。材料が一つ不足したら、それに応じて流れの規模を縮小せざるをえない、という事実を掴んでいない人がいるのではないか。

生命の営みの指揮者はDNAであって、原則を守ることにおいては一歩もゆずることはない。その具体例は、リボゾームの自己組織化に見られたのではないか。自然の法則にごまかしの入る余地はないのである。

病気に負けてはいられない

私の父は七十八歳まで、母は九十二歳まで生きた。これはまぎれもなく長寿の家系である。私は格別なことをやらなくても九十二歳ぐらいまでは生きられるはず、という見方があっていいだろう。そこに自分の栄養学の実践があるのだから、多少の延長がなければ格好がつくまい。

家系といえば、それは系図に表わすことができるわけだが、そこにある名前の裏にはDNAがあるはずだ。

厳密に見ればDNAは一人ひとり違うけれど、系図の陰にはDNAの特徴が親から子へと、木の根が分かれるようになっていると考えることができる。親と子とは顔や体つきに似たところもあり、同じ病気に同じ年代でかかるような類似もある。体質という概念があるけれど、体質の遺伝はざらに見ることができる。

体質の遺伝については白血球の血液型がよくいわれる。これをHLAという。ヒト白血球抗原の意味だ。HLAは物質としては、糖がタンパク質と結合した糖タンパクである。

ＨＬＡの種類は百より多い。白血球はそれぞれの表面に、十四本の目印の旗を立てている。これが糖タンパクのＨＬＡだ。十四本のうち七本は父親から、七本は母親からもらったものだ。このＨＬＡの十四本のセットが同じ人間は地球上に二人とはいないとされる。一卵性双生児は例外だが。

ＨＬＡは自己の主張である。これと違うＨＬＡをもつ細胞は全て別の人のものだからである。この白血球の目印は、白血球だけでなくほとんど全ての細胞についている。我々の体は、ＨＬＡの違う細胞を他人のものとして排除する。自己は非自己を拒絶する。これが免疫といわれるものの原則なのだ。

このごろ臓器移植の話がよく聞かれる。このときは、提供者と移植を受ける人とのＨＬＡを比較して拒絶反応のなるべく少ないものを選ばなければならない。生体肝移植の場合に肉親が選ばれるのはそのためである。ＨＬＡの同じ人はいないのだから、臓器移植がすんだら次の問題は免疫応答による拒絶反応だ。そこで免疫抑制剤の終身投与が始まる。この薬は抗ガン剤と並んで発ガン物質の双璧とされているのだから頭が痛い。

ＨＬＡの設計図は無論ＤＮＡにある。したがって、これは遺伝的な体質を左右する。花粉症になるかどうか、筋無力症になるかどうか、慢性関節リウマチになるかどうか、胃ガンの手術の予後がいいか悪いかなどが、ＨＬＡで決まることがわかっている。

従来、八十歳以上の寿命を保つ人がＤＲ１というＨＬＡの持主に多いと言われてきた。ところが、日本人の寿命が延びて、女性ともなれば八十歳をこえるケースが当り前になってしまった。この事実は、ＨＬＡの弱点が栄養条件でカバーされることを証明するものであって、分子栄養学が点をかせぐこととなった。ご同慶の至りである。だが私の言いたいことはこれと違う。私は多分ＤＲ１をもっているだろう。だから、もう少し百歳に近づかないうちは、あんまり年の自慢はできないのだ。

私は七十歳ぐらいで糖尿病になった。これは膵臓の病気だが、息子も酒を飲みすぎて膵炎をやったことがある。そのとき医者は、遺伝的に膵臓が弱いと言ったそうである。わが家系はそういうＨＬＡを与えられているらしい。ただ、発症の引き金をひいたのが、彼の場合はアルコール、私の場合は鉛公害である。

最初のうちは血糖降下剤を服用したが、まもなくインシュリンの注射となって今日に至っている。注射量は二八単位に落ち着いているので、注射量を決めるための検査は二、三年に一回にしている。インシュリンの一日必要量を四〇単位とすれば、私の場合その七〇％を注射で補給している、という計算になる。

糖尿病とは、血中ブドウ糖濃度が異常に高くなる病気であって、恐れられているのは多岐にわたる合併症である。私のような重症患者の平均寿命は健常者のそれより十年短いとされているが、私の場合、これは明らかに間違っている。

ブドウ糖の分子は六員環といって、六角形になっている。いわゆるカメノコ型の分子である。これが血中にあると、一部の六員環が開いて鎖状になっている。高血糖の場合には鎖状分子が多い。これが合併症の原因だろう。鎖状ブドウ糖分子は他の分子に結合することによっていろいろな悪さをする。いちばん結合しやすい相手はSODという酵素や血清タンパクだ。どっちもそのために活性を失うことになる。

SODは、スーパーオキサイドという名の活性酸素を除去するために、体が自家生産している物質である。これが不活化されるということはスーパーオキサイドが野放しになることにほかならない。この活性酸素はあらゆるいたずらをする。糖尿病の合併症の主たる原因を私はここにおいている。

例えば、私の目はときどき赤くなる。これは血清タンパクの一つガンマグロブリン（免疫グロブリン）が鎖状ブドウ糖に捕まった結果だと私は判断する。細菌が活躍しただろうからだ。

では、その対策はあるか、が大問題になってくるが、それは至って簡単だ。SODと同じ働きをする物質はいくらでも手に入るからである。無論、私はその対策に手を出している。

SODの代わりになる物質として有名なのはビタミンCである。ビタミンCは糖尿病合併症の切り札といえるかもしれない。自前で作っているものとして、ユビキノンとセルロプラスミンをあげることができる。前者はビタミンの仲間であり（四七ページ参照）、後者は銅を含むタンパク質、すなわち銅タンパクである。

私はビタミンCのほかにフラボノイドも使って万全を期している。フラボノイドとは植物体を黄色に染めている色素で、約二千種のものが発見されている。活性酸素に対して有力なスカベンジャーである。

フラボノイドはほとんど全ての植物に含まれていることから、野菜を食べればこれが摂れるかと思うが、そうではない。それが大きな分子を作って存在しているからである。大きな分子は腸管を通過できないからトイレへ流れてしまうのだ。フラボノイドを吸収可能にするためには低分子化の工程が必要である。この工程には特殊な加工が必要であり、普通の料理では、分子は小さくならない。

合併症さえなければ血糖値がいくら高くてもかまわないかもしれないが、一応のコントロールは生体の原則であろう。私は朝一回のインシュリン注射をやっている。そうすれば、夕食の前後あたりまでは、外来のインシュリンで血糖値のコントロールをやることになる。自前で作れる三〇%のインシュリンは、夕食あたりから翌朝までのコントロールを引受けることになる。食事制限はしない。

糖尿病の発症から三年後の八十歳のとき、私は生まれて初めて入院ということになった。白内障の手術のためだ。

この病院と執刀医の名前は伏せておく。あとになって眼科の権威者である甥に見せたところ、両眼とも失敗しているとの所見を聞かされたからだ。これは医療技術上のミスだが、物理学上のミスもあった。それは眼内レンズの焦点距離の計算ミスであって、私が術後ただちに気のついたことである。左眼は無限遠にピントが合うのに、右眼は十センチほどの至近距離にピントが合っている。メガネ屋はそんなメガネは作れないと言うのに、無理に頼んで左右不揃いなメガネをこしらえた。左右の像の大きさが違うものだから、つい片目をつぶりたくなる。伊達政宗の独眼竜は気鋭の感があるけれど、老人の独眼竜ときたら気勢のあがらぬこと甚だしい。

私の病気の歴史の第一ページは糖尿病、それに続くのは白内障である。また、フランス講演のときらせん階段を踏み外して、大きな花瓶をのせた丸テーブルの上に墜落したことがある。このときは救急車で病院に運ばれたが、これは病気とは関係がないのでここには取上げない。

一九九三年の三月、菅平《すがだいら》にスキーに出かけた。三日目のこと、ゲレンデから帰ってトイレに入ったら、便器が真っ赤になった。

私は考えた。腎臓からの出血ではない。もしそうだとすれば、出血は肉眼では見えない。とすれば、出血は膀胱か尿道だ。そこに傷ができたのだろうが、血液の凝固性の低下が問題だから、治らなかったら帰京してビタミンの注射をしよう。これが私の対策だった。

その日は血尿が続いた。翌日も量は少し減ったがよろしくない。ずっとスキーを休んで原稿を書いた。

事件から三日目の夜に家に帰った。翌日は朝から学士会館で読書会があるので、そのメンバーの一人にビタミンKがほしいと話しておいた。その日も血尿は続いていた。

翌日、学士会館へ行って早速ビタミンKの錠剤ケーワンを受取ってそれを二錠だけ飲んだ。読書会が終わってトイレに行ってみると、治っていたのである。

スキーは私にとって相当なストレスだったに違いない。そのために血液のペーハー（アルカリ度）が低下し、血液の凝固性が落ちた、ということだろう。去年は、午前も午後もリフト一本ずつとしたせいか、事件はおこらなかった。

その年の八月。こんどは別の事がおきた。日本平ホテルで研修会をやったときだ。これもストレスになったとみえて、帰宅した日の夜半、血を吐いた。寝しなに麦茶を飲んだが胸がむかついて眠れない。そのあげくの吐血だ。胃潰瘍だろう。

翌日はもう吐血はおさまった。食欲はなかったが絶食はせず、プロテイン・レシチン・牛乳などでささやかに食いつないだ。胃潰瘍なら血便が出るはずと友人から聞いていたが、黒い便が出てそれを証明した。

去年は、この胃潰瘍にピロリ菌が新しい問題を提起した。日本人の八〇％にこの菌が胃にいるそうだ。そして、胃潰瘍や胃ガンの患者には必ずこれがみつかる。この菌のこれらの病気への関与が疑われている。

私が牛乳を飲んだのは、それがピロリ菌の抗体をもっているからだ。抗体は高温で変性するから、加熱した牛乳はだめだ。レシチンを摂ったのは、これの層が胃壁を保護してくれるからだ。プロテインへの期待は諸君もご存じのことである。

この胃潰瘍事件も二、三日で後遺症がなくなった。血尿事件同様、医者に行かず、自分で片付けたわけである。

今後もこういう事件が突発するだろう。医師の門を叩くこともあるだろう。

年寄りは意気地のないものだ、とつくづく思う。ストレスには強いつもりだったが、案外そうでもなかった。

4章

活性酸素を撃退せよ

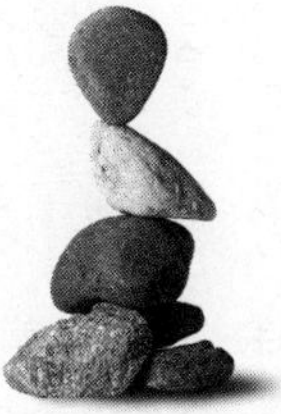

病魔の正体がわかった

リボゾームの自己組織化に見るように、生体は一糸乱れぬ構成をとっている。そして、それなくしては生命の発現もありえない。ジグソーパズルが組立てを終えて初めて絵がはっきりするのに似ている。だがそれは、全てがミクロの世界のできごとであって、目で見るわけにはいかない。

また生体の場合はジグソーパズルと違って、隣り合うピースは何らかの力でぴったりくっついている。この力は不明のものではなく、いわゆる化学結合力である。そして、そこに介在しているものは電子である。

全ての物体は分子からできている。そして、分子は原子からできている。原子が集まって分子となり、分子が集まって物体を形成するのだ。そこには原子と原子との結合があり、分子と分子との結合がある。その結合の主役は原則として電子である。そして、原子は電子と原子核からできている。

電子がそこでどんなメカニズムで結合を媒介しているかを問わなくても、その役割が重要な意味をもつことはわかるだろう。一つが抜けても全体にガタがくるのだ。

ところが、この電子を狙う不届き者がいる。このニックネームは電子ドロボーだが、本名は、「活性酸素」だ。活性をもつ酸素すなわち活性酸素は、電子ドロボーをやらかすのだ。活性酸素が諸病のもとだとすると、これを作りだす原因を「病魔」としたらどうか。

これを言い換えれば次のようになる。人間の体、一般的にいえば生体は合目的的に運営されている。この合目的性を挫こうとする存在がある。反目的的な存在がある。その存在は健康レベルを引下げ寿命を縮めようとする。これを「病魔」ということができるだろう。その病魔の大物が活性酸素である。

生体の合目的性を保障するものは遺伝子DNAである。これの敵が病魔なのだ。病魔の大物について知ることは、健康への道を知ることになるはずである。

物体の構造に参加している電子には、引抜かれやすいのもあり引抜かれにくいのもある。一方、電子ドロボーには引抜く力の強いものもあり引抜く力の弱いものもある。

水分子はH_2Oに見るように、水素二原子、酸素一原子からできる簡単な構造をもっている。この結合に参加している電子はなかなか引っこ抜かれない。ということは、力の強い、つまりエネルギーの大きい電子ドロボーでないと、これを引抜くことはできない、ということだ。

水の分子式H_2OはH：O：Hと書くことができる。「・」は電子を表わすから、HとOとは二個の電子によって結合していることがわかる。ここに放射線か、または短波長紫外線があたると、水分子が二つに割れて、・Hと・OHとに分かれる。電子のペアが二つに分かれて、HとOHとに一つずつくっついた形である。この・OHは最も手ごわい電子ドロボーであって、「ヒドロキシルラジカル」という名前をもっている。放射線や短波長紫外線はエネルギーが大きいものだから、強力な活性酸素の生みの親になることができるというわけである。

大気の上層にあるオゾン層の破壊が公害問題の一つとしてとりあげられている。オゾン層がフロンガスなどによって消滅すると短波長紫外線が地上まで降りてくるというのである。同じ紫外線でも、長波長のものは大して怖くない。紫外線のエネルギーは波長に反比例するから短波長のものが怖いのである。そして、怖いということは、水分子を開裂させて活性酸素を作ることにほかならない。

水分子の開裂では・OHと・Hとができた。前者は説明したとおりヒドロキシルラジカルである。後者はただの水素原子なので、もう一つの・Hと結合してH：Hとなる。これはH_2だから水素分子そのものだ。二つの水素の原子核が電子のペアの介在によって結合し、安定した分子となるわけだ。

さてヒドロキシルラジカルのような電子ドロボーを育てる元凶を病魔とするならば、ここで、放射線や短波長紫外線を病魔として指名手配することになる。

宇宙線といって宇宙のどこからともなくやってくる放射線があるが、この病魔は防ぎようがない。鉛の箱の中で暮らすつもりなら話は別だが。

短波長紫外線という病魔の仕掛人はオゾン層で食いとめられるとみることができる。その意味でフロンガスの規制が緊急の課題になってきたことは、ご存じのとおりだ。

放射線や紫外線は我々の側からすれば外因性の病魔だ。外来の病気の仕掛人だ。病魔が外因性のものだけなら始末がいいのだが、それとは別に内因性のものがいろいろある。これはその人自身の問題だから気味が悪いと言わざるをえない。

内因性の病魔は意外なところにある。筆頭はまずストレスだろう。それに気をつけているつもりでいるのにあっさりしてやられた私の例がある。血尿と胃潰瘍とであった。私もフンドシをしめ直さなければならぬ。

病気の仕掛人として体内にいるのはストレスだけではない。細菌やウイルスもその仲間だ。こういうものが活動を始めると、白血球やマクロファージがこういう連中に自前の活性酸素を火炎放射器のように吹きつける。ここまではいいのだが、これが勢いあまって組織を傷めるのだ。

炎症という症状がある。これは感染によってもおきるが、捻挫のような外傷によってもおこる。炎症があると活性酸素が発生することからすれば、炎症もまた病魔の列に入ることになる。

とはいえ、ストレスや感染や炎症は、毎日四六時中あると決まったものではない。これが内因性病魔の特性かというと、そうとはいえないから困ったことだ。

生まれてから死ぬまで活性酸素を出しっぱなしの器官がある。これは1章に出てきたミトコンドリアだ。これはご存じのとおりエネルギー発生器官である。これは全ての細胞に存在するが、どの細胞も生きているあいだは活動しているからエネルギーの消費があるわけだ。ここに供給される酸素の二パーセントが活性酸素に変化する。

活性酸素の生みの親が病魔だとすると、エネルギー消費も病魔だということになる。これは一瞬も休むことのない内因性の病魔だ。スポーツは体に悪いという話が思い出されるのではないか。

実は、内因性の病魔はまだほかにもある。喜怒哀楽や性活動がそれだ。これらの現象を握っているのはホルモンである。そのホルモンを分解するときに活性酸素が出てくるのだ。性ホルモンの場合には、分解のときばかりでなく合成のときにも活性酸素が発生するのだから、これは手ごわい病魔と言うべきだろう。高僧の長寿を思うのは私だけではあるまい。

活性酸素がいろいろな病気をおこすことはもうおわかりいただけたと思う。これの正体は電子ドロボーである。本書では、活性酸素の生みの親を病魔とよぶことにした。病気の仕掛人の意味である。そういうものは退散を願いたいのだが、それはここまでの話のとおり至難のわざというより不可能なわざに近いのだ。生きる者の悩みというべきか。

内外の病魔とのつきあいをどうするか。それは我々一人ひとりの問題であって自由である。ただし全てを心得たうえでの自由と、無知の自由とでは、結果が異なってくるのだ。「無知は諸悪の根源だ」と言った人がいる（ロバート・ギラン）。

活性酸素は怖い

病魔は我々の体の外にもいるし中にもいる。体内の病魔には、年がら年じゅう活躍しているのもあるし、スキを狙っているのもある。要するに油断は禁物だ。

病魔はさすがに悪魔らしく、正体は単純だ。それは病気の仕掛人にすぎないからだ。だが、その手下のドロボーとなるとややこしいことがいっぱいだ。簡単なものについて少しだけ考えてみることにしよう。

さっき、水の開裂の話をした。放射線や短波長紫外線にやられると、水は二つの部分に分かれる。・OHと・Hとだ。前者のヒドロキシルラジカルが最強の電子ドロボーであることはすでに述べたはずである。

ヒドロキシルラジカルは驚くばかりに短命で、しかも一ミリの一万分の一ほども動かないうちにドロボーを働く。無論その動きは熱運動による。

ドロボーを働くとは、体の組織から電子を引っこ抜いてそれを傷害するということだ。

そこにカモがいないときは仲間同士で電子を奪い合う。二つの・OHが合体して、HO：

OHの形をとるということだ。このものは、化学式にすればH_2O_2となる。過酸化水素とよばれる物質だ。

この過酸化水素も活性酸素の仲間だが、四天王のトップがヒドロキシルラジカル、しんがりが過酸化水素という序列になる。このしんがりの活性酸素はドロボーとしての腕はよくないが、寿命がすごく長く、体内のいたるところを自由に歩きまわっている。これはタチが悪いから油断できない。

だいぶ前になるが、一価銅イオンと二価鉄イオンについて書いておいた(六五ページ参照)。過酸化水素はこれらのイオンに出合うとたちまち変身してヒドロキシルラジカルになる。油断がならないのは、こういう現象があるからだ。コソ泥が居直って強盗になるようなものだ。

タバコは発ガン物質の筆頭のようにいわれているが、それはニコチンによるのではなく過酸化水素によることが、国立がんセンターの永田親義先生によって明らかになった。タバコの火の熱エネルギーが水分子を開裂させ、そこにできたヒドロキシルラジカルが過酸化水素になった、ということだろう。

タバコの過酸化水素は煙の中にあるのだから、それが吸いこまれれば肺へゆく。そこに一価の銅イオンなり二価の鉄イオンなりがあったらヒドロキシルラジカルができる。それが強盗を働くわけだ。

こういうことだと、タバコは病魔の一つということになる。ニコチンのメリットを思うと、それはちょっと気の毒な評価ということになるが。ここまできて、病魔のリストがだいぶ膨らんできたことに気付く。だが、そのリストに落ちてはならぬものが、もう一つある。それは、前に時限爆弾として紹介した過酸化脂質である。

過酸化脂質は、不飽和脂肪酸が電子ドロボーにやられてできる物質である。過酸化脂質分子は集まって顆粒の形になっているが、これにヒビが入ると活性酸素が出てくる。これは、「一重項酸素」という名前をもっている。このものの活性酸素としての活性はヒドロキシルラジカルと肩を並べるといわれる。この一重項酸素の正体はややこしいので、つべこべ言うのをやめておく。

とにかくこれで、病魔の心当たりの主なものは紹介がすんだようだ。ついでに、病魔の鬼っ子であるドロボーの紹介もすんだ。さっきこれを四天王とよんだが白浪四人男でもいいだろう。主なドロボーは四人いる。腕っ節の順に並べるとヒドロキシルラジカル・一重項酸素・スーパーオキサイド、そして過酸化水素ということになる。スーパーオキサイドはエネルギー発生につきもののドロボーである。つまり四六時中休みなく出ているということだ。

活性酸素はさっきから電子ドロボーと呼ばれている。これが鬼より怖いというのは決して誇張ではない。人間のドロボーだって人殺しをする場合があるが、電子ドロボーだって人殺しをする。それも常習犯といっていい。ガンで死ぬのも心不全で死ぬのも脳卒中で死ぬのも、もとをただせば活性酸素の仕業なのである。みんなに嫌われる老化でさえもが電子ドロボーの犯行なのである。

前のむし返しになることだが、我々の体は分子の集合体である。その分子には、互いにくっつき合って固定されているものもあるし、自由に動いているものもある。どちらの分子も相互に電子のやりとりをしないことはない。しかしそこに活性酸素が現われると、電子の統制のとれた配置や運動をめちゃめちゃに壊すことになる。これが命取りの方向のできごとだということを思えば、活性酸素は鬼のような愛敬のない恐怖そのものと言わざるをえない。

両刃《りょうば》の剣《つるぎ》という言葉があるが、実を言うとこれは活性酸素にあてはまる。活性酸素は、細菌やウイルスを白血球やマクロファージが攻撃するときの唯一の武器となるからだ。そればかりではない。この活性酸素はＤＮＡの指令によって作られる。この場面は合目的的である。

だが、すでに述べた病魔の手先となる活性酸素は、生体の例から見れば合目的的どころか反目的的である。合目的と反目的と、相反する二つの面をもつがゆえに、活性酸素が両刃の剣に例えられたのである。したがってこれは、人間の視点、生体の視点からのものであって、全自然界の視点からすれば、全く何ということもない。自然はその自己運動の法則によってのみ動いている。もともとそこには、病魔にも鬼にも居場所がないのだ。電子ドロボーなどという言葉も人間の勝手と見られて仕方があるまい。

虚血とよばれる現象がある。これは血流が止まった状態をさしている。血管がつまったとき、すなわち梗塞がおきたとき、虚血はおこる。血管が痙攣してつまるとき、すなわち攣縮《れんしゆく》がおきたときにも虚血はおこる。交感神経と副交感神経とをあわせて自律神経というが、副交感神経が興奮しすぎると血管の攣縮がおきる。

虚血がおきると、その部位より下流へは酸素がいかなくなる。するとミトコンドリアはエネルギー生産ができなくなる。と同時に解体を始める。そしてもしミトコンドリアの解体が終わらないうちに血液の再灌流がおきると、運ばれてきた酸素はエネルギーの生産に

ミトコンドリアの断面

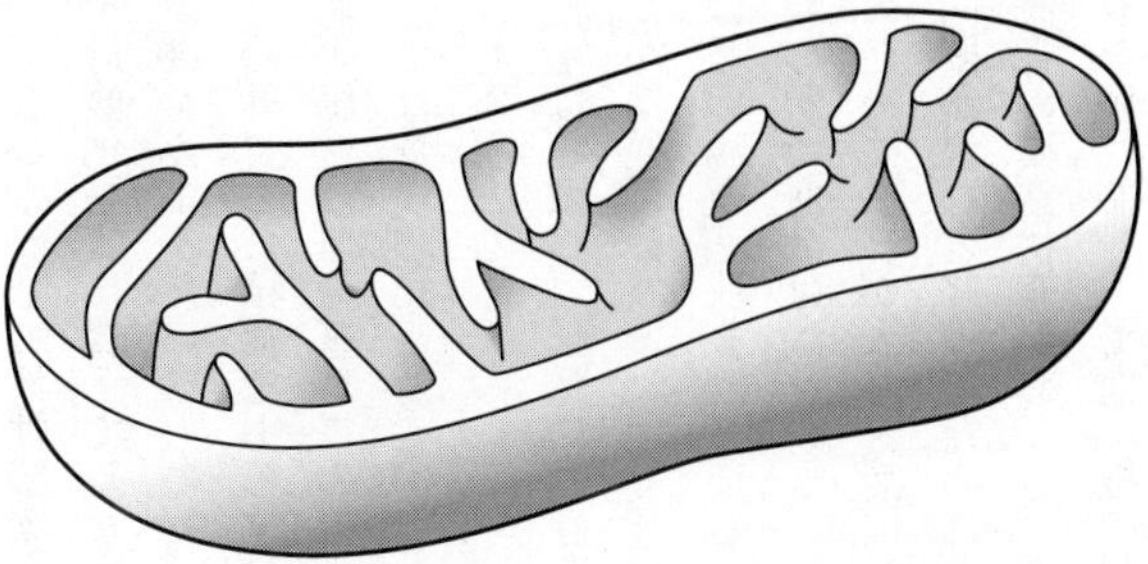

回らないばかりか活性酸素になってしまう。
心筋梗塞のとき、手術を急ぐとこのような現象がおきてまずいことになる。少し時間をおいてから手術するのがいいといわれる。時間が経てばミトコンドリアがすっかり壊れてしまうから、活性酸素の発生がないわけだ。
ミトコンドリアの内部には生体膜のひだが入り組んでいる。したがってここには不飽和脂肪酸がいっぱいある。つまりミトコンドリアは活性酸素に弱いことになる。不飽和脂肪酸は活性酸素にやられれば過酸化脂質になるからだ。過酸化脂質は活性酸素を作る時限爆弾だから、どこへ行ってドロボーを働くかわからない。
過酸化脂質はどこにあっても厄介だが、血管に入れば流れてゆく。これが悪玉コレステロールにぶつかると、ひび割れして活性酸素を出すことがある。すると悪玉コレステロールの不飽和脂肪酸を過酸化脂質に変えてしまう。悪玉コレステロールは肝臓から組織へコレステロールを運ぶタンカーみたいなものだ。それが血管の壁に入ればコレステロールに過酸化脂質を抱き合わせにして積荷をおろす。すると、血管の壁の部分が膨れだす。

心筋梗塞の場合、血管壁がこぶのように盛り上がっている。これを「アテローム」という。日本語では粥状隆起である。これがあると血管に狭窄《きょうさく》ができる。そしてついに心筋梗塞となり心不全となる。

血管の梗塞は心臓の冠動脈に起きることもあるが脳に起きることもある。脳の主要な動脈のいくつかは逆行分岐といって、血流の逆の向きに枝分かれしている。そして、梗塞のおこるのはその場所と決まっている。

逆行分岐の所で血流は渦をまき、しばし停滞する。そこに過酸化脂質の顆粒がくると激しい運動のためにひびが入り、活性酸素を発生する。それが血管を傷害することになる。

血管の内壁が傷むと修復のために血小板がそこに付着する。そしてそこに血液の凝固が始まって血管の異常状態がおこる。正常の内壁の細胞は、例のプロスタグランディン（一二三ページ参照）を作って血小板の付着を防ぐのだが、それができなくなったということである。

病魔のリストには汚染物質や食品添加物、それに医者の薬が入る。これらは薬物代謝という名の酵素反応によって別の物質に変化する。それが無害なものである場合もあり、有害なものである場合もある。薬物代謝については、1章の酒の功罪のところで述べておいた（五七ページ参照）。この薬物代謝の過程で活性酸素が発生するのである。結局、医者の薬が、心筋梗塞や脳梗塞やガンに繋がらないとはいえないということだ。

活性酸素の発ガンメカニズムの詳しいことは『ガンは予防できる』に書いてしまったのでここでは簡単にすますことにしたい。一言で言えば、遺伝子が電子を引抜かれると暗号が狂ってしまうということだ。ガン遺伝子の暗号が解読されないようにおさえこんでいる抑制タンパクの暗号が狂えば、抑制ができなくなるから、ガン遺伝子は大手を振って現われることになるではないか。遺伝子はどこが狂ってもガンに繋がるのだ。ガンにならない場合、その細胞は死んでしまう。

病魔は病気の仕掛人だが、死の使者としての性格をもっている。頑健を誇った私の従弟は五十歳代でテニスコートで死んでいる。

除草剤パラコートによる自殺は、活性酸素により腎不全・呼吸不全などのいわゆる多臓器不全をおこすので先ず助からない。

また、メチシリン耐性ブドウ球菌による院内感染が話題になったことがある。これは抗生物質の乱用からおこるとされているが、全身が弱っていると、感染のない臓器にも白血球が防衛のために集合し、活性酸素で幻の病原体に攻撃をしかける。ここでも多臓器不全による死が待っている。

過労死も、病魔が一足飛びに死の使者になる場合であって、ここに書いたような多臓器不全によるものだろう、と私は考えている。

パラコートを畑にまくとき、作業者はそれの水溶液のタンクを背負う。何かにつまずいて転び、その液を背中に浴びたために死んだ人がいる。死の使者は鬼より怖いのである。

ミトコンドリアに流入する酸素の二%が活性化することはすでに再三述べたが、このパーセンテージを著しく増大するのがパラコートである。ミトコンドリアには、そこに発生する活性酸素スーパーオキサイドを過酸化水素に変える酵素ＳＯＤが用意されている。それをスーパーオキサイド除去酵素というのだが、これがスーパーオキサイドを除去して弱い活性酸素の過酸化水素に変えるのである。過酸化水素が最強の活性酸素ヒドロキシルラジカルに変身する話は前に紹介したが、原則的には、過酸化水素は血中に待ちかまえるカタラーゼ・グルタチオンペルオキシダーゼなどの過酸化水素除去酵素によって水に流れてしまうのである。

パラコートなどが存在すると、スーパーオキサイドの異常発生があるので、ＳＯＤはそれを除去しきれない。そこで植物は枯れ、人は死ぬのである。死の使者がやってきたのである。

ミトコンドリアの病魔振りは多彩だ。それがエネルギー発生器官であることからすると、エネルギー消費という生体の基本的営為が病魔にほかならぬということになる。しかもなお、ミトコンドリアには低出力のものがあり、組織のエネルギー不足をもたらすのだが、それがどこの臓器に多いかが全くわかっていない。そのような、捉えようのない未知の基盤の上に我々は生きているのだ。

きのうまでベッドに横になっていたのに、急におきて走ろうとしても、それは不可能である。脚の筋肉が細くなっているし、ミトコンドリアの数が減っているからだ。せっかちにならずに毎日少しずつ運動量を増やすのなら、筋肉を作るフィラメントとよばれる単位となる繊維の数が少しずつ増え、ミトコンドリアの数も少しずつ増える。このあたりは合目的的にできている。

急なしごきに合えば、ミトコンドリアの負荷はオーバーになってSODはスーパーオキサイドをさばききれなくなってしまう。このときこの電子ドロボーはミトコンドリアを部分的に破壊して出力を低下させるか、または全体を破壊するだろう。そして、そのミトコンドリアを抱えている細胞を傷害するだろう。

これと同じような現象は酸素吸入でもおこる。吸入用酸素は酸素濃度が空気の五倍もある。それがミトコンドリアの負荷をオーバーにすると考えられるのである。

この複雑な問題をかかえるミトコンドリアは、加齢と共に低出力のものの数が増える。高僧の場合、その主たる原因は恐らく宇宙線だろう。凡人の場合には、ストレスとか喜怒哀楽とか俗の要因が加わることになるだろう。

どんな対抗手段があるのか

病魔の対抗手段はなかなかの難問だが、その手下の活性酸素となれば対抗手段は簡単明瞭である。何となれば、この電子ドロボーは人間のドロボーと違って欲が深くない定額ドロボーだからだ。それは電子一個をもらえば満足して引下がる。一電子ドロボーといっておこう。

この一電子ドロボーが鬼より怖いと言われるのは、それが体を組立てている分子や体内で働いている分子から電子を引抜くからである。

以前に、体をジグソーパズルに例えたことがあった。この例え話は大ざっぱすぎるきらいはあるけれど、一個のピースが抜かれても困るという点ではここでも通じている。生体は分子一個を引抜かれても、その分子が電子一個を引抜かれても、ジグソーパズルがピース一個を引抜かれたのと同じように、完全さが失われてしまうのだ。

電子ドロボーの対抗策は、人間のドロボーの対抗策と違って、戸締りをよくして侵入を防ぐというものではない。というのは、電子ドロボーは体の中で生まれるからである。

電子ドロボーは電子一個をもらえば満足する。つけ目はそこだ。さっさと電子一個を渡してやるに限るではないか。無論、生体分子がそんなことをしてはだめだ。生体分子の替玉を使うのだ。

同じ活性酸素の仲間でも、過酸化水素はおとなしいけれど、スーパーオキサイドや一重項酸素やヒドロキシルラジカルは、電光石火のすばやさで仕事をする。だから、いちばん近くにいる分子から電子を盗む。替玉をおくとしても、それが生体分子よりもドロボーに近いところにいなければなるまい。そんなことができるだろうか。活性酸素がどこに発生するかわからないのに。

でも、答は一つある。それは替玉を無数に用意しておくことだ。替玉の群の中に生まれたドロボーは、替玉から電子を盗むに決まっている。ただし、このとき替玉の数が少なかったら話にならないことがわかるだろう。

鬼に対する対抗策は確かにあるのだが、物量作戦になるから容易でないことになる。ミクロの世界に決定論はないと前に書いた。確実に活性酸素に対抗することは原理的にありえないことが想像できるだろう。

ここで活躍してくれるのが、活性酸素のスカベンジャーたちである。

スカベンジャーとは掃除屋の英語だ。活性酸素のスカベンジャーは活性酸素を取り除ける。これは、前に述べた替玉のことだ。生体分子の身替りになってドロボーに電子をくれてやる替玉のことだ。

活性酸素の主なものが四種あるからといって、スカベンジャーも四種なければならないと考える必要はない。ここでは、一つひとつの活性酸素について、そのスカベンジャーを並べてみることとする。

スーパーオキサイドから始めよう。これは発生量が多いので、生体は専門のスカベンジャーを用意している。それがSODである。ミトコンドリアではマンガンSOD、その他の部分では銅・亜鉛・SODということになっているが、ここに出てくるマンガン・銅・亜鉛などは、普通の食生活で欠乏することはほとんどない。気になるなら貝のカキのような給源に手を出せばいい。

自前のスーパーオキサイドのスカベンジャーとしては、これ以外にグルタチオンがある。

自前のスカベンジャーの存在はありがたいもので、生体の合目的性にかなう物質だが、中年をすぎればその合成量は次第に減少するので、外界からの補給が必要と考えるのが現代人の態度となってきた。

スーパーオキサイドのスカベンジャーとして作られたものでないのに活性酸素除去作用をもつ物質もいくつかある。

尿酸やビリルビンがそれだ。尿酸は主として核酸の分解物、ビリルビンは血色素ヘモグロビンの分解物である。両者とも活性酸素の四天王の全てに対して除去作用をもつとされている。そしてそのスカベンジャー効果はあまり強くはないが互角といわれる。

尿酸は血液に運ばれて唾液や胃液に混入し、消化管内で四種の活性酸素を清掃する。よく知られている通り、尿酸は痛風の原因物質である。この病気は尿酸ナトリウムの結晶化によるのだが、ビタミンAが存在すれば結晶化はおこりにくく、尿酸のデメリットは発現しない。

外来のスカベンジャーとして注目に値するのは植物由来の色素フラボノイドである。これは二千種余が知られているが、高等植物はそれぞれに数十ないし数百種のものをもっているので、実用上は多くの種類を併用するのが有利である。そうすれば結局、フラボノイドは四種の活性酸素全てのスカベンジャーとなる。

フラボノイドは植物体の表面の細胞に多く含まれているものだから、葉菜類を摂れば摂取ができる。しかし、前述したように一般にフラボノイドは糖と結合し、さらにタンパク質に結びついているらしく、分子が大きすぎて腸壁を通過しえない。だからこれを吸収可能にするためには複雑な処理を加える必要があるのだ（一四九ページ参照）。

植物性色素カロチノイドも数百の種類があって、スーパーオキサイドばかりでなく、一重項酸素やヒドロキシルラジカルを除去する。カロチノイドは分子が小さいので、植物に含まれた形のものがそのまま腸壁で吸収される。ただし、カロチノイドはフラボノイドと違って脂溶性なので、脂質中に発生した活性酸素でなければ除去しない。

ちなみに、ニンジンのカロチノイドは大部分が皮にあることを知っておく方がいい。

外来のスーパーオキサイドスカベンジャーとしていちばん手軽に入手できるのはビタミンCだ。これは役割が多く、そのための必要量ですでに一日最低二グラムなのだから、活性酸素対策を考慮するのなら、これにかなりの量を上乗せしなければならないことになる。

次は過酸化水素のスカベンジャーだ。これはカタラーゼとグルタチオンペルオキシダーゼと、自前で作るものが二種ある。前者は鉄酵素であり、後者はセレン酵素である。後者は前に出たグルタチオンにセレンを結合させて作る。グルタチオンペルオキシダーゼは、過酸化水素を除去するだけではなく、一重項酸素やヒドロキシルラジカルを除去することもできる。それどころか、過酸化脂質を還元して脂質に戻すことができる。

一方のカタラーゼのスカベンジャー活性はものすごい。一分子のカタラーゼは毎秒四万四千分子の過酸化水素を処理してしまう。ほかのスカベンジャーが活性酸素の一分子と一騎討ちをしなければならないのに、である。

ちなみにセレンはミネラルの一つで半金属である。ゴマやネギ類に含まれている。

次は一重項酸素スカベンジャーの番だ。この活性酸素の発生する機会は、前に書いた通り過酸化脂質の顆粒に亀裂ができる場合のほか、オゾンを吸ったとき、放射線をあびたとき、ストレスに見舞われたときなどである。

一重項酸素のスカベンジャーはいろいろだ。すでに紹介したことのあるグルタチオンペルオキシダーゼ・ビタミンC・尿酸・フラボノイド・カロチノイド・ビリルビン・SODなどである。これ以外にも、ビタミンE・ビタミンA・ビタミンB_2・メチオニン・トリプトファン・ヒスチジンがある。最後の三つはどれもタンパク質に含まれているアミノ酸だ。カロチノイド・ビタミンA・ビタミンEなど脂溶性の物質は、脂質中に発生した活性酸素でなければ除去できない。一方、ビタミンC・ビタミンB_2などのような水溶性の物質は、水溶液中に発生した活性酸素でなければ除去できないことになる。

最後は最強の活性酸素ヒドロキシルラジカルのスカベンジャーの番だ。自前のスカベンジャーで役に立つのは尿酸とグルタチオンペルオキシダーゼ・ビリルビンなどである。

ヒドロキシルラジカルスカベンジャーの中で活性を比較すると、最高はビタミンEで、次がビリルビン、三番目がベータカロチンとなる。ベータカロチンはニンジン・カボチャにあるカロチノイドである。

以上のほかに、身近なスカベンジャーとして、ゴマやお茶がある。これについては十分な資料の手持ちがないので大ざっぱに一言にしておく。

ゴマに含まれるスカベンジャーはセサモールを始めいくつかあるが、焙煎すると分子が二つに割れるために、その効果の増大するものがある。要するに、ゴマは煎《い》った方が得、ということだ。ただし、これは脂溶性であるから、脂質中の活性酸素が狙いとなる。

お茶のスカベンジャーはカテキンである。タンニンといってもいい。カテキンは高温だと分子が重合して大きくなり、腸壁を通過しなくなる。したがって、緑茶を飲むときには熱湯で出さない方がよいことになる。

セサモール類やカテキンは分子が小さいので吸収上、問題のない物質である。

発ガンのメカニズム——暗躍する活性酸素

悪性新生物という言葉がある。これは、自分の体に新しく発生し、進行性で不可逆的な増殖を示す細胞群のことで、その増殖は生体の合目的な支配を拒否して自律的に進行し、発生原因を除去しても終わることがない。このものは宿主を傷害消耗させ死に至らしめる。これを悪性腫瘍ともいう。医学事典を見ると、こんな意味のことが書いてある。これがガンの定義だということはおわかりだろう。この文をよく読んでかみしめて頂きたい。

ニキビは新生物であるが、いずれ治ると誰しも思うことだろう。治るということは元に戻るということであって現象としては可逆的である。だから医者は告知をためらうことがないのだ。

ガン細胞の特徴の一つは、ここにもあるようにその増殖性である。正常な細胞も増殖しないとはいえないが、それは統制下における増殖であって合目的なものである。これを正常増殖というならば、ガンの場合は異常増殖ということになる。

胎児について考えてみよう。例えばその肝臓を見ると、細胞数は成人と比べてはるかに少ない。そこでは成人と違って細胞分裂が盛んに行なわれているだろう。それは成人からすれば異常増殖といっていい。

胎児は成人と違うといってしまえばそれまでだが、その違いはどこからきているのだろうか。そこにある統制を行なっているメカニズムはいかなるものなのだろうか。

この統制は、胎児期のある時点で成人型に切換えられる。何となれば、肝臓の細胞の数は胎児期に成人と同じになるからである。

とするならば、増殖を指示する遺伝子の活動は、その時点で打止めなければならない。これはその遺伝情報を担うＤＮＡの部分を、その部分に親和性をもつタンパク分子、すなわちサプレッサータンパクによって抑えこむという作業が要求されるということである。その抑制タンパクは、胎児期のある時点で合成されて、増殖を指令するＤＮＡの部分の開裂を宿主の一生を通じて、許してはならないことになる。

ＤＮＡ上には、この抑制タンパクの構造を指令する部分があるはずである。もしこの部分が電子を引抜かれたらタンパク質の構造は狂う。そうすれば作られたタンパク分子はＤＮＡ分子との親和力を生むであろう。それはつまり、増殖の抑制ができなくなるということにほかならない。この時点からＤＮＡが損傷をうけた肝細胞は、無制限な増殖、すなわち異常増殖を開始する。この時その細胞は胎児性を現わすことになる。

この細胞の与えられた仕事が、例えばビタミンA結合タンパクの合成であったとしよう。ビタミンA結合タンパクとは、肝臓でビタミンAと結合して各器官へビタミンAを送り届けるタンパクのことである。ビタミンAは、結合タンパクなしでは肝臓から外へ送ることができない。このタンパクはビタミンAがそこになければ必要がないわけだから、その細胞の数が増えても大した支障はないだろう。

細胞増殖のスピード、すなわち細胞分裂の速度は、胎児の場合でも、臓器により、また臓器の部分によっても異なるだろう。

ここにあげた例では、細胞の異常増殖といっても、その細胞は正常なのだから、この新生物は悪性とはいわず、いわゆる良性腫瘍となる。これは増殖の速度が小さければ放置しても大した問題にはなるまい。悪性腫瘍でも、進行のはやいスピードガンと進行の遅いスローガンとがあるのである。

この異常増殖をする細胞のDNAに、さらにもう一つの狂いが生じたとしよう。無論その犯人は活性酸素である。それはたぶん最強の活性酸素ヒドロキシルラジカルだろう。これは過酸化水素という体内を自由に動き回る活性酸素がDNAのそばに行ったとき、二価鉄イオンなり一価銅イオンなりに出合って変身したケースだろう。

DNAが電子ドロボーにやられて狂うことを「変異」という。ここでは変異が二度おこる場合を想定することになる。

今例にとった細胞では、本来の仕事はビタミンA結合タンパクの生産である。ところで、その細胞のDNAの、このタンパク質の構造を決めている部分が電子ドロボーにやられたとする。暗号が狂ったわけだから、そのタンパク質はビタミンAと結合する性質をなくしている。本来の仕事ができなくなったわけだ。

この細胞は異常増殖しているわけだから、不良品のタンパク質の生産量はだんだん増えて、その役に立たないタンパク質は血中に出てゆくから検査に引っかかる。そして、ガンのマーカーだなどと言われたりすることになるのだ。

こうした、たった一個の細胞から生まれた細胞群は、全く役に立たないばかりか、無意味なタンパク質が出しゃばって正常な化学反応の邪魔をする。そればかりか無意味なタンパク質をせっせと作るためにエネルギーが消費される。増殖のためにもエネルギーの浪費がある。宿主たる人間の体調が低下し、血液の組織の変化のために顔色が悪くなるのは当然といっていい。

ここではある一つの細胞のＤＮＡの二カ所で電子が奪われたことが原因となって悪性新生物ができあがるメカニズムを説いた。これを「発ガン二段階説」という。

近年、ガンの研究が進むと、発ガン多段階説が有力になった。二カ所の変異では不足だというのである。

二段階説にせよ三段階説にせよ、同一のＤＮＡが何カ所かで電子を奪われなければガンにはならない。しかもＤＮＡの細長い分子の九五％は遺伝情報をもっておらず、その部分で何事がおきても生体全体に影響がおきないことを思うと、発ガンの条件が整う確率のきわめて低いことがわかるではないか。

発ガン多段階説の出現から推察できるだろうが、発ガンの問題は研究の糸口についたばかりのようだ。

病魔の筆頭は何といってもストレスだ。ストレスがあると、副腎皮質がコルチゾールなどの抗ストレスホルモンを分泌する。このホルモンはいわゆるステロイドホルモンであって、合成のときにも分解のときにも活性酸素の発生があるのだ。ストレスのような精神的なものは持続するから始末が悪い。中年をすぎてそれにやられたらガン細胞の発生はまず間違いない。スカベンジャーの用意のみがものをいうはずである。そのツケが姿を現わすのは忘れた頃のことなのだが。

ガン予防の秘訣

国立がんセンターの作った「がんを防ぐための十二箇条」という有名な文書があった。ここまで読んだ人ならば、活性酸素に関する知見が普及するより前に発表されたこのような文書より、ましなアイディアがもてるはずだ。

常識からすれば、おそらくこの文書ではガンの早期発見のために定期的な検診を受けるとか人間ドックに入ってみるとかが、ガン予防の方法となっているだろう。しかしガン病巣の細胞数が、千や万の桁では発見されないという事実のあることを思えば、この常識の有効性は疑わしい。

統計によれば、ガン以外の原因で死んだ人を解剖してみると、ほとんどの人にガンの痕跡が見られるそうである。知らないうちにガンができ、知らないうちにそれが治っていることが珍しくないということだ。胃ガンの手術をしてみると、治ったガン病巣の痕跡が百個も見つかることが珍しくないそうだ。

これはＤＮＡにおきた変異が修復されたことによると説明することができる。ＤＮＡ分子の一部が狂ったとき、そこを切取って新しい部品をはめこむ。しかもその部品はＤＮＡの情報を担当しない部分から切取る、とされているようである。

この修復作業にはビタミンＡが役割をもっているようだ。すでに述べたように、ビタミンＡは結合タンパクがないと肝臓からの輸送ができない（一八二ページ参照）。低タンパク食はここでのネックとなる。

ビタミンＡはベータカロチンを始めとするいろいろなカロチノイドから作ることができる。これは酵素反応で作られるから、ここでも低タンパク食の不利が露呈する。

余談になるが、例のミトコンドリアは核をもっているわけではないがＤＮＡをもっている。このＤＮＡは核内ＤＮＡと違って情報を担当しない部分がほとんどない。そのためにＤＮＡの変異が修復されることがないことになる。

発ガンが活性酸素によるとわかってみれば、その予防の秘訣はただ一つ、スカベンジャーの摂取あるのみである。ガン細胞の発生からその病巣が発見されるまでの平均は十九年とされる。したがって、今スカベンジャーを摂ることは十九年後にガン患者にならないための用心ということになる。気の長い人がいるものだと感心するばかりだが、これが真実だ。

しかし今仮に悪性新生物の卵があると覚悟してビタミンAを摂ったらどうだろうか。カロチノイドをすすめる人もいるだろうが、これがビタミンAに変化する代謝がスムーズにいくかどうかは微妙な問題なのだ。

しかしこうした予防線を飛びこえて、もしもガンになってしまったらどうするか。

まず実例からいくことにしよう。東京の荻窪に知合いの美容師さんがいる。十数年前のことだが彼女から電話があった。乳房に親指の頭ほどのしこりができたが、ガンだといわれるのが怖いし、仕事は休めない。栄養でどうにかならないかという質問だった。

彼女は以前から私に相談があり、プロテインやビタミン類を飲んでいた人である。私はビタミンCの量を二グラムから六グラムに増やすようにと言って様子を見ることにした。

三カ月ほど経つと、しこりが糸のようになったとの報告があった。それから二カ月ほどすると、糸もなくなったという喜びの電話があった。

これが悪性のものか良性のものかはわからない。

もう一つは病院の勤務医の場合で、肝臓ガンで余命一年との診断をうけていたが、プロテインやビタミン類を飲み続け数年後も院長として働いていた。

生物一般に「アポトーシス」という現象のあることが知られている。母親の胎内にいるとき、五本の指はくっついていた。その水かきの部分はアポトーシスによって溶けて消えたのである。オタマジャクシの尾が消えるのもアポトーシスだ。

ガン細胞は四二、三度の温度に一時間ほど保てばアポトーシスによって消える。それを「温熱療法」という。私はこれがいちばん賢明なガン療法ではないかと思っている。ガンの宣告をうけたらこの療法をやってくれる病院を探すのがいいだろう。

表面に近いところのガンなら素人の温熱療法がありうると私は思っている。それにはホカロンが利用できるのではないか。

このような高温になると、タンパク質が溶けるのを阻害すべく「ヒートショックタンパク」という物質が出現する。フラボノイドがこの出現をおさえるというから、フラボノイドの摂取が必要になる。この方法を一週に二回のペースでやってみたいものである。

ガン患者には手術と抗ガン剤が常識になっている。しかしこれが最善であるとは考えにくい。

新生物が良性か悪性かの区別は簡単ではないから、一つの病院の診察だけで本当のことはわからないと思った方がよさそうだ。手術で治った例のうちにはガンでなかったものがある、と近藤誠先生の『ガン治療常識のウソ』(朝日新聞社)という本に書いてある。

エピローグ

「健康自主管理」への提言

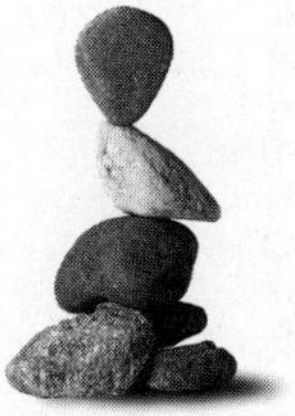

健康をレベルで考える

「お元気ですか」

日常のあいさつのうちでいちばんよく耳にするものだ。だが、これほど中身の曖昧な言葉はないだろう。

「元気」とはいったい何だ。こういう言葉を私は「ファジー語」と呼んでいる。

元気をドイツ語にして「エネルギッシュ」としたらどうか。そうすればファジーのレベルがいくぶんさがる。よたよた歩きの人間が、エネルギッシュだなどといわれることはないだろう。言葉というものは、ファジー度の低いほど科学的になる。これが私の意見だ。

「健康」という言葉もファジー語である。掴みどころがなく曖昧だ。ファジー語は文学や日常会話には馴染むけれど、科学的思考には向かない。

ところがいま私は、科学的に健康を論じるつもりでいる。それには「健康」というファジー語にしまつをつけなければなるまい。

そこで私は「健康レベル」という新しい概念をもち出すこととする。レベルは日本語にすれば水準となるだろう。水準といえば水かさの尺度だ。水かさの場合、それはメートルとかセンチメートルとかで表わされる。健康レベルはまさかメートルでは計れないだろう。私の健康レベルは九五、あなたの健康レベルは六〇、とでも言えればまことに結構だ。格好をつけて、英語で九五ヘルス、六〇ヘルスなどと言える時代がこないとは言えまい。私のアイディアが日の目を見れば、の話だが。

このように健康レベルを数値化するとなれば、絶対に必要になるのは「体の数値化」だ。数値のないところから数値が出てくるはずがない。

では、我々は自分の体についてどんな数値を掴んでいるだろうか。まず、身長だ。それから体重、バスト、ヒップなどだ。体温とか脈拍とか血圧とか視力とかGOTとか、いろいろな因子の数値を知っていて気にしている人もいるはずである。

ここに並べた因子のうちには健康と関係のあるものもないものもある。身長は健康と無関係だが血圧は無関係とはいえない、というぐあいだ。

健康診断というものがある。そこでは素人にわからないところまで数値化してくれる。白血球の数値とかGOTとかがその例だ。

この血液検査のデータは、臨床医にとっては何より価値あるものである。これと虎の巻とを見くらべて投薬内容を決めることになるからだ。

このような健康診断に登場する数値群によって、健康レベルの数値を求めることができるものだろうか。おおげさにいえば、私はこれに疑問をもっている。逆に極端な言いかたで恐縮だが、血圧や体温や血液や尿の検査のデータから健康レベルの計算ができないようでは、健康診断の名が泣くのではないか。

健康レベルの数値化を試みるとすれば、その数式には、血圧そのもの、赤血球の数そのものを採用することにはならない。それらの正常値からのズレのようなものをとることになるだろう。

仮に、健康レベルというものが、血圧の正常値からのズレ、赤血球数の正常値からのズレ、血糖値の正常値からのズレ、GPTの正常値からのズレの四者で決まるとしよう。この関係を数学の言葉で表現すれば、健康レベルはこの四者の「関数」だ、ということになる。このとき、健康レベルをHとすれば、Hイコール何々という形の式ができる、この式には関数式という名前がついている。その式に四者の数字を入れれば健康レベルが九〇とか七五とかいう数で出てくる。

私は医者のやることを知らないものだから、こんな勝手なことを考えている。

ここに私は血圧をあげたが、人間ドックなどの検査のあとに必ず出される血液検査表に、血圧は記されていない。血液検査は専門業者が血液を分析した結果なのだから血圧が出てくるはずはない。これは、血液検査表だけでは健康レベルの評価ができないことを意味している。そもそも患者の健康レベルの判断には、血液検査表よりも顔色や声の方が当てになる場合があるのではないだろうか。

もう一度、関数について考えてみよう。Hイコールの右にくる式は分数の形をとる。血圧の正常値からのズレが大きいことは、健康レベルを低くする。だから、これは分数の分母にくる。肺活量は大きいほど健康レベルが高いといえるだろう。それなら肺活量は分子にくるはずだ。

数字をそのまま分子にもってくれば正比例の関係になり、分母にもってくれば反比例の問題になる。

ただし、肺活量をそのまま分子にもってくると、肺活量が二倍になれば健康レベルも二倍になってしまう。これはまずいという考え方があれば、肺活量をそのまま分子にもってくるのではなく、その平方根とか立方根とか、適当に圧縮した数をもってくる必要があるだろう。

健康レベルを求める式を作ろうとしたとき、いちばん頭を悩ませるのはこの点だと思う。血液検査・尿検査・直接検査などでとりあげられる要素と健康レベルとの関係は、正比例や反比例でおさまるようなものではない。

だがしかし、正比例の関係になるものが一つだけある。ただしそれは検査にかかる性質のものではない。大まかな推測はできるかもしれないけれど、現在それは検査項目に入っていない。

この思わせぶりな項目は何だろうか。それは「出力」だ。アウトプットだ。エネルギーのアウトプットの力だ。

我々の体の出力は、脳・筋肉・心臓・腎臓・肝臓・膵臓・免疫機構などで別べつに考えるべきものだろう。そして、それらの総和に健康レベルは比例するのではあるまいか。それに単位をつければ「ワット」ということになる。無論それを健康レベルの単位にすることはできない。

数学なんか嫌いだと言われる方の心境を察するものだからここに数式を出すことをひかえるが、挑戦の精神に富む方にはここに述べた趣旨に従って健康レベルの公式を立ててみて頂きたい。これは私の頭に引っかかっている懸案なのだ。

ところで、我々の体の出力は細胞ごとに考えるべきものである。なぜかといえば、一つひとつの細胞に必要となるエネルギーは、その細胞の中にあるエネルギー発生装置で発生する仕組みになっているからだ。その装置の名前を「ミトコンドリア」という。これはソーセージの形をしたもので、どの細胞の中にもうようよしている。

ミトコンドリアがエネルギーを発生するのはエネルギー源あってのことだ。火力発電所が重油や石炭を要求するのと同じことだ。火力発電所が酸素のないところで働けないのと同様、ミトコンドリアも酸素の供給を受けなければならない。我々が呼吸によって酸素をとりこまずには生きていけないというのは、そうでなければミトコンドリアが稼働しないからである。なお、ミトコンドリアの要求するエネルギー源は脂肪酸とブドウ糖とにほとんど限られている。

我々が息をするのも、油っこいもの甘いもの米の飯などを食うのも、主たる目的はミトコンドリアの稼働のためだ。出力のためだ。健康レベルを保つためだ。

理由はわからないが、体内のいろいろな器官のうち、脂肪酸をエネルギー源としないものもある。有名なのは脳だ。健常人の正常な生活では脳のエネルギー源はブドウ糖のみである。ここで気をつけたいのは糖質不足の食事をすると、体はタンパク質からもブドウ糖を作り出そうとすることだ。本書でも何度か登場している、いわゆる「糖新生」である。何がよくないかというと、タンパク質をブドウ糖に変化させると窒素があまる。それは尿素でなければ尿酸となって、廃棄されてしまうからだ。

ただし、今、脳のエネルギー源はブドウ糖のみだと言ったが、脳は「ケトン体」もエネルギー源として使うことができる。ケトン体とは脂肪酸の不完全燃焼によってできる物質である。これは脳の特徴の一つだ。健常人では十二時間から十九時間の断食をすると発生する。これをエネルギー源にすると連想力や集中力が高まるといわれる。

ケトン体はそのほか重症糖尿病患者の体内にも発生する。私の尿がケトン体のせいか悪臭を発していることは前にも話した。私の脳のミトコンドリアはケトン体も使う変物なのだ。

若干話はそれたが、ここまでで、体中の出力の問題にはミトコンドリアが、とくにその数が関係していることがわかるだろう。細胞一個あたりのミトコンドリアの数は、平均千だとか三千だとかいわれる。ミトコンドリアの数は細胞の出力に比例するはずだから、健康レベルを考えるうえでは重要な数字だといわざるをえない。

生体の合目的性に着目すると、ミトコンドリアの数は出力の変動につれて変わることになるだろう。病院でベッドに寝たきりでいれば足が細くなる。これは筋細胞がやせたせいだ。無理にベッドを降りても立つのがおぼつかなくなり、歩くのが難しくなる。このとき各筋細胞の中のミトコンドリアの数は減っているに違いない。無論出力低下だ。あわてて甘い物や牛乳を口にいれても状態の改善はないだろう。ミトコンドリアの数が少なくなっていたらエネルギー源は余剰になる。

この患者の症状が軽くなってベッドを離れる時間が長くなれば、それにつれて足はしっかりしてくる。このとき、筋繊維を構成する「フィラメント」という名の細長い「収縮タンパク」の数が増え、それにつれてミトコンドリアの数も増えて出力が増大した、と考えることができる。

このようにミトコンドリア数は状況によって変化するに相違ない。それは無論骨格筋だけに見られる現象であるはずもない。健康レベルの関数の中に出力が入っているのなら、健康レベルをアップさせる方法がここにもある、という結論が導かれる。

中国のスポーツ界で、女子競泳のすばらしさが世界の目をひいている。肩の筋肉のもりあがりなどは女性に見られないものだという。これは骨格筋のフィラメント数やミトコンドリア数が男性に近いということだ。男性には男性ホルモン「テストステロン」がある。

テストステロンにはフィラメントを増やす作用があるのだ。

中国の女子水泳選手がドーピングテストに引っかかったというニュースが、新聞に載ったことがある。中国選手が強くなったのは旧東ドイツのコーチを招聘してからだそうだ。ドーピングの疑いをかけられる余地は十分である。テストステロンの使用者は、ドーピングの〝テスト捨てろ〟と言いたいだろう。

ところで、さっきは藪から棒に「関数」という数学上の概念を出してきた。それを線香花火に終わらせたくないので、そのことをもう少し深く掘りさげることにする。

「還元主義」という言葉がある。これは読んで字の通り、元に還《かえ》るの意味である。血圧を例にとろう。血圧とは血液の圧力のことだが、これを元に還って考えてみる。血圧は何で決まるか。それは心臓の拍出力と血管壁の弾性と、血液の量と血液の粘度とで決まるだろう。このとき、血圧はここにあげた四つの量の数値で決まることになる。これを「変数」という。これが人によっても場合によっても変わるからだ。

血圧はこれら四つの変数の関数である、ということができる。この表現は抽象的なものだから言うのはたやすい。その代わり何の計算もできない。それが数学的考え方のおもしろいところなのだ。

さっきの健康レベルの関数式にもたくさんの変数が出てきた。血圧はその一つであったのだ。そこに出てくる変数の中には、血圧の例のように、いくつかの変数の関数に還元できるものがあるだろう。そして健康レベルの式は、そこに登場する全ての変数が、血圧の例のように要素に還元されたとき、初めて立派なものになる、という性質のものだろう。

ご存じの通り、健康レベルの関数式は、私の頭の中の幻に等しいものであって、この世の中に存在するものではない。それはそれとして、健康レベルについて何かを考えるときには、そこにいくつかの変数があって、その数値が与えられれば健康レベルが数値化されると思って頂きたい。私はそういう性質のものとして健康レベルの概念の像をえがいているのである。

私の手もとにデジタル自動血圧計がある。これを人差指ではめてボタンをおせば血圧の表示がでてくる。いま十四時〇分だ。これから測定を始めて十四時二十三分まで連続十回のデータをとってみた。それを記したのが次ページの右の表である。血圧の最高値にも最低値にも、また脈拍にも大きなバラツキのあるのがわかるだろう。

左の表は翌日の同じ時刻のデータである。ただしこの朝、インシュリンを注射器にとってみたら必要量の半分の十四単位しかない。大塚の診療所までインシュリンを受取りに行

血　圧		脈拍
最高	最低	毎分
154	81	62
145	86	76
154	76	75
155	97	54
152	77	75
162	98	54
152	89	75
144	97	89
147	91	76
168	74	76
平　均		
153	87	74

血　圧		脈拍
最高	最低	毎分
145	76	76
143	63	77
135	67	67
120	66	66
128	70	79
129	65	79
144	62	80
146	72	78
144	73	73
145	74	77
平　均		
138	69	75

かなければなるまい。池袋を通るのでデパートの食堂のローストビーフのコースで昼食とする。この日は十一月とは思えないポカポカ陽気だ。タクシーは窓をあけて走った。前日と比べたら気温は七度ほど高いだろう。昨日は外出しなかったが今日はデパートや診療所へ出かけている。それに朝のインシュリン注射量が半分しかない。二つの表で条件は全く違うわけだ。

この表に出てくる血圧や脈拍は数学で変数とよばれるものだが、その名のようにこれらは目まぐるしく変動している。血液検査の項目も全て変数であって数値が変動する。ということは、健康レベルが日ごとに、そして時々刻々に変動するものであることを意味する。その変動の幅に寄与するものが変数の変化であることは確かである。その変数が一つなのか二つなのか、それとも多数なのかは健康管理上の大問題であろう。健康レベルが比較的小さな幅で変動するとき、その人の健康は安定しているといっていい。急激な低下があれば、そこに何らかの病気が想像される。病気とは健康レベルの低い状態をさす言葉なのだ。

日常的な経験の中で、気分のいい日もあり悪い日もあることを我々は知っている。気分のいい日は健康レベルの高い日に相当するだろう。このとき健康レベルの公式で、分子が大きく分母が小さくなっているはずだ。

そして、健康レベルの公式に含まれる変数は、全て化学反応、すなわち代謝に関係している。化学反応というものは物質の分子の変化である。一般的にみて、代謝がスムーズに進行することが健康レベルを高めることになるだろう。これは体に供給される物質の質と量の問題に帰着するはずである。すると、これは栄養の問題だ、ということにほかならぬ。私が栄養にこだわる理由はここにある。

それよりさらに、私は「限界健康レベル」というものを目指している。これは自分の健康レベルについて極限の値を目指すということだ。これが私の日常の心得である。

具体的にそれはどういう内容をもつのか。それは、私の分子栄養学の示す条件を満たすということ以外のものではない。つまり、体重の千分の一の良質タンパクを摂り、自分の必要とする各種ビタミンを不足する恐れのないように十分に摂り、各種ミネラルを不足しないように摂るということだ。さらにまた、活性酸素の除去が完全に行なわれるだけのスカベンジャーを摂ったうえでストレスの回避に努めるということだ。

無論出力の低下を招くようなことは慎む。これは全器官について考えるべきことではあるが、現実には脳と骨格筋に的をあわせれば足りるだろう。脳のニューロンの数やその中のミトコンドリアの数、骨格筋のフィラメントの数や筋細胞の中のミトコンドリアの数が減少しないようにしたい。

これに必要な条件はそれらの日常的な稼働である。そしてそこに発生する活性酸素の除去である。どちらも過度の負荷を与えることが、活性酸素の活躍というデメリットをもたらすだろう。十分に耐えられる程度の知的作業と筋肉運動とが、ミトコンドリア数の維持の条件となるだろう。

ただし、健康レベルの公式ができていたとして、そこに登場する変数の値は、先ほどからも見てきているように一人ひとり違う。したがって限界健康レベルは人によって異なる。あくまでそれは個人のものであって他人と比較しても意味はないと考えるべきである。誇るべきものがあるとすれば、その人が自己の限界レベルにいることである。

私はいま自分の限界健康レベルに近いところにいると思っている。それは私が理想とする良品群を用意することに成功した一九八二年以来のことだ。私が八十歳を迎えてのちのこととなる。

私は今、この原稿を書いている。さらに二冊の単行本の執筆をひかえている。来月中に沖縄・長野・新潟の三カ所で講演をしなければならぬ。そして、年末年始は軽井沢のホテルで過ごして、スキーと原稿書きをする予定だ。ボケも記憶力低下もまだ自覚はない。糖尿病や胃潰瘍というハンディキャップはあるけれど、限界健康レベルにあるからこそ、自分自身にこれだけの負荷をかけることができるのだ、と自分では思っている。

高齢化社会の生き方が問われているが、私はその解答の一つを握っているのではないだろうか。限界健康レベルで生き続けた人はポックリ逝くのではないだろうか。健康レベルの公式において、分子にある変数の一つひとつが肩を並べてジリ貧になるからである。ロウソクの炎に例えれば、ロウが残っているうちに消えるのではなく、ロウがなくなったときに消えるからだ。

もしこの考え方が正しいとすれば、ここに高齢化社会における死が、きわめて自然なものとして、あまり手数や費用のかからないものとなるのではなかろうか。

すでに説明したように、このあたりの考え方は、健康という実体の掴みにくいファジー語を振り回すだけでは、いつまでたっても健康論議はできないだろうという観点からきている。ファジー語は井戸端会議や小説の用語であって、真理にアプローチする武器にはなりえない。健康レベルという名の関数をもち出して数学の匂いをつけることを企図した私の心境を察してほしい。

健康レベルも、まだ形を成したものではないから大きな顔はできないのだが、健康問題を考えるためのパラダイムを呈示した、ということになるだろう。

これは私の気休めの言葉にすぎないのかどうか、読者諸君の評価を仰ぎたいものである。

ドン・キホーテとノーベル賞

ライナス＝ポーリングという名前は、すでに本書に紹介されている。これは、私の想い出の中に永久に生きる人物の一人である。この人は二〇世紀最大の科学者としてアインシュタインと並ぶ人物だ。それなのに広くその名が知られないのは、化学結合論とかＤＮＡによる鎌型赤血球の説明とか、地味なミクロの世界の研究が多いせいだろう。

ポーリングは、私より二年ほどおくれてメガビタミン主義の立場をとった。彼も私も、ビタミン大量投与のメリットを説き、新しい栄養学の普及に努めた。私のことを「日本のポーリング」としてニューヨーク大学教授に紹介してくれた友人の化学者もいる。

しかし彼の栄養学と私の栄養学とは原点からして違う。名前も違う。彼のは分子矯正栄養学、私のは分子栄養学である。英語にすれば、オーソモレキュラー・ニュートリションとモレキュラー・ニュートリオロジーとなる。

私がモレキュラー・ニュートリオロジーという言葉を初めて口にしたのは、ポーリング科学医学研究所を訪問してポーリングの講演を聴いたのち、所長ツッカーカンドルの運転で彼の家に向かう車の中であった。その時彼に、これはギリシャ語とラテン語のまぜこぜだと言って笑われたものだ。

私はこの時家内や多くの仲間と一緒だった。これは一九八三年八月のことだ。この年の敬老の日に放映するということで、東京十二チャンネル（現・テレビ東京）のテレビ取材班五名も同行した。

スポンサーは某健康食品会社の社長島田巌君だ。名は同じだがこっちはしょぼくれた老人、あっちは空中戦で太平洋上に撃墜され、九死に一生をえたという零戦のパイロットで、屈強な中年男である。彼は復員後一年間は山にこもって本を読み、生きる道を模索したという。彼のトランクには、ポーリング研究所への寄付金五千ドルが入っていた。

ツッカーカンドル家に向かう車の窓からふと外を見ると、メンロパークという町名標示板があった。私はびっくりした。「メンロパークの魔術師」とよばれたのは、かの大発明家エジソン。彼を思って、私はしばし感慨にふけった。

ツッカーカンドル家は大きなマンションの大きな部屋で、表はストリートに面しているけれど、裏は植物園のような森林だ。そこには先客がいた。ポーリングである。そして日本人が三人いた。福岡大の木本英治教授、太刀洗病院院長の森重福寿博士ともう一人の知らない人。あとで話してみたら、この人は心臓移植のためにスタンフォード大学にきている留学生だった。

ツッカーカンドル夫人は手製のサンドイッチと紅茶とで我々をもてなしてくれた。この席で私は、ポーリングと誕生日を確認し合った。お互いに生年が一九〇一年であることはすでに知っていたのだ。

しばらくして気がつくと、ポーリングの姿はなかった。これはどうも彼の生活のスタイルらしい。彼の家は海岸の切り立った崖の下にあって、レンジャー部隊員でなければ行かれない所だという。誰も行った人はいないらしい。夫人を亡くしてからの住まいだろう。ツッカーカンドル家のパーティーは、彼にとって無意味に近かったのだ。

ポーリングの講演をきいたのはその前のことだが、これは寄付金を受取ったお礼の意味のもので、ビタミンCの分子式を黒板に書いたものの、新鮮な内容のものではなかった。

別に質問を求められたわけではないけれど、講演がすんだとき、かねてからポーリングに尋ねたいことがあったので、その質問をぶつけてみた。それは、「ビタミンCの大量投与をする根拠は何か」ということだ。ビタミンCは、カゼの予防、ガンの予防、ギックリ腰の予防など、多方面の効果が期待されるから、というのが彼の答だった。

今だから言うが、この答は私を失望させた。これはノーベル賞級の頭の産物ではないと思ったからだ。素人相手のその場限りの返答ならこれでいいかもしれないが、ノーベル賞級の頭がそれを許すだろうか。ノーベル賞級の頭はすでになかったのだろうか。

私はそこでビタミン大量投与の根拠についての自分の考えを述べようとした。そこで、コーディングという言葉を出した。コードは遺伝暗号のこと、コーディングはその暗号を解読してそれに対応するタンパク分子を作るまでの過程とされている。このことは2章でもふれた（八四ページ参照）。私の分子栄養学ではその規定を少し拡張しているが、とにかくコーディングという言葉は日常的に使っている。

しかし、ポーリング研究所の講堂で私がこのコーディングという言葉を発したとき、そこにいた学者たちはその語に戸惑った。コーディングが学術用語として新しいものであったがために、この研究所には馴染みがなかったのだ。

場内がざわつきはじめたのだからこの言葉の説明をすべきだったのだろうが、私の英語は発音が悪くて通りが悪い。そこで私は言おうとしていたことを打切ってしまった。分子栄養学はまだ市民権を得ていないのだから、これを説明するとなると大変だ。私の英語力では無理なのだ。

さて、その後、前記の福岡大木本教授とポーリング研究所で出会ったが、これは全くの偶然だった。その夜はサンフランシスコのホテルに泊まったのだが、食後に家内と二人で屋上の池の周りを散歩していると、これまた偶然に木本教授に出会った。

そのときの彼が私に言った言葉は、今でも強烈に耳に残っている。それは「医学は科学じゃありませんよ」であった。そのときは気がつかなかったのだが、これはポーリング研究所の看板の文字からきていたのだ。そこには「サイエンス・アンド・メディシン研究所」とあった。科学と医学ということだ。これはつまり、医学と科学とが別物であることを表明しているではないか。

すでに述べたところであるが、科学はごまかしを許さない。しかしどうやら医学はごまかしを許しているらしい。木本教授はこれを言いたかったのだろう。彼は九大で化学を学びアメリカのいくつかの大学で医学や栄養学を勉強して理学と医学の学位をとっている。だからこの人にしてこの言葉あり、と私は受け止めたわけだ。

このあたりのことに興味をおもちの方には『21世紀への遺書』（立風書房）を読んで頂きたい。そこに私の学問論が展開されているからである。

プロローグでも遠回しに指摘したが、昔も今もこの国に学問論はない。このことに気付く必要があると私は思っている。その望みがはかないことを知りつつである。

ポーリング研究所をあとにして、私は次の訪問先のアリゾナへ向かった。目的はセントドミニオン大学の精神科教授ハーレル・キャップ女史の話を聞くことにあった。彼女は母親の研究をついで知的障害の子供達の治療にあたっていることで国際的に有名な学者だ。その業績は日本の科学雑誌で扱われたことがあって、私はそれ以来、彼女に注目していた。

ポーリングも五回ほど日本に講演にきているが、キャップも一回ではあるが来日している。その講演のあとで私たちは彼女と食事を共にしている。そのとき私はビタミン依存症の話をもちだして、ほとんど全ての人が、多かれ少なかれ何かのビタミンの依存症にかかっているという私の持論を述べた。それは残念ながら同席した人の興味をひくことがなかった。

ビタミン依存症の例として有名なのは新生児のひきつけである。これはビタミンB_6の大量投与によっておさまるのだ。この子はビタミンB_6を特別大量に要求する体質の持主ということになる。このときビタミンB_6は、痙攣を抑制する神経ホルモンの合成に役立ったのだ。

新生児のひきつけを病気とみるか栄養障害とみるかは一つの問題だが、栄養障害が病気の症状をあらわすことは枚挙にいとまがない、と分子栄養学は考える。知的障害でさえもが、その考え方の視野に入ってくるのだ。

キャップ女史の講演は、アリゾナ州ツーソンのホテルの講堂で行なわれた。その内容は以前の東京講演そっくりだったが、初めて聞く人にとっては感動的なものとなった。

彼女の方法は母親ゆずりのものであって、あっさり言ってしまえばビタミンの大量投与である。メガビタミン主義のメリットと言っていいだろう。実物は見なかったが、キャンディーの形にしてビタミンを与えているという話だった。

彼女の講演は長時間に及ぶ熱の入ったものだった。通訳はアリゾナ大教授の日本人女性だった。

講演がすんだあとで彼女は、ビタミンの量が少ないと全く効果がないのに、思い切って大量にすると顕著な効果があらわれるが、それをどう考えたらいいか、という質問を私にぶつけてきた。

キャップは、この問題を解く鍵が酵素にあるらしいとの見当をつけていた。それはどうも友人の化学者のサジェスチョンらしい。

これは思うツボだった。そこで私は勇気を得て、へたくそな英語による説明をはじめた。

彼女が「アポエンザイム」という言葉を出してきたので、私はそこに突破口を求めた。アポエンザイムは日本語で「主酵素」となる。DNAの解読から生まれたタンパク質の一つは主酵素なのだ。これはいわゆる酵素タンパクである。主酵素は一般に、ビタミンのような協同因子をとりこまないと働かない。拳銃が玉をつめなければ働かないようなものだ。ツーソンには、開拓時代の西部の町並を再現した遊園地がある。そこの一軒の家の入口の階段に片足をかけたカウボーイ風の男がパンパンやるところを前日に見物したものだから、こんな話が出てきたわけだ。

そのときの説明の主旨は、主酵素にはビタミンが結合しなければならないということだった。

ビタミンと酵素の結合については前に詳しく述べたので細かいことは省くが、話の流れだけ記しておく（詳しくは九六～一〇二ページ参照）。

主酵素にはビタミンを受取るレセプター、ポケットがある。そのポケットは特定のビタミンに形がぴったり合うようにできていて、その形はDNAという設計図から決まってくる。ところで、顔が一人ひとり違うということは、設計図が違うということだから、DNAも一人ひとり違うはずだ。とするならば、主酵素の顔の中に違うものがあってもおかしくはないだろう。主酵素のひとつがほかの人と違っていたとすると、それが受取るはずのビタミンの形とポケットの形は合わないことになる。この違いが大きければビタミンは絶対に入らない。ただし、その食い違いが小さければ、絶対に入らないとはいえない。ビタミン分子もポケットも震えているからだ。分子や原子は、温度が絶対0度、つまりマイナス二七三・一五度でない限り、新幹線に近いスピードで動いている。無論これは温度によって違うのだが、いわゆる熱運動、ブラウン運動だ。分子や原子の熱運動は、主酵素やビタミンの形に「ゆらぎ」を与える。ランダムな変形を与えるのだ。

イメージとしては、主酵素はタンパク質で分子が大きいから、それを組立てている原子は震えていても、全体としてはデンとかまえている。そのポケットにビタミンの小さな分子がやってくるわけだ。しかしこちらもブラウン運動で、自分ではランダムな熱運動をするだけだから、どこへ行くのかわからない。結局、ビタミン分子は複数個の水分子につきとばされて動いている。だから、主酵素のポケットに入るとすれば、それはまぐれだ。偶然だ。ビタミン分子がつきとばされて主酵素のポケットにぶちこまれたとき、ポケットの形が正常ならば、両者は首尾よく結合することになる。

またこのときにポケットの形が多少狂っていても、ゆらぎを考慮に入れれば、うまくタイミングさえ合えば、ビタミンはちゃんとポケットにおさまる場合があっていいのではあるまいか。これこそが分子栄養学の考え方である。

大切なのは、タイミングの合う確率を、少しでも大きくすることだ。分子栄養学では、前にもあげたように「確率的親和力」という概念が呈示される。百回のうちにうまくいくのが二回であれば、確率的親和力が二％だ、ということになる。確率的親和力が五％だけしかないとき、ビタミンの分子数を二十倍にすれば、正常な場合と同じ頻度で酵素反応がおこるだろう。それが分子栄養学の考え方によるビタミン大量投与の意味にほかならない。

主酵素とビタミンの結合について障害となるのは、実はこのポケットの形だけではない。主酵素の「異形」はＤＮＡの相違以外に、以前に登場したことのある「修飾アミノ酸」によっても生まれる。

ここでもう一度説明すると、ＤＮＡの設計図に基づいてタンパク質を作るときアミノ酸を並べてゆくわけだが、その材料となるアミノ酸に、カルシウムとかリン酸とか、よけいなものがくっついている場合がある。これを「アミノ酸の修飾」といった。主酵素を組立てるアミノ酸の中に修飾されたものが一つでもあれば、そこに異形が生じるだろう。

この点は、栄養上の問題である。なぜなら、主酵素を作るとき、新しく摂取したタンパク質のアミノ酸だけで足りないと、体タンパクを分解してできたリサイクルのアミノ酸が使われるからだ。修飾アミノ酸はその中に含まれている。

また、うまく結合しても、ビタミン分子はポケットにはまってしばらくの間は、そこに止まっていなければ酵素が反応を起こすに至らない。そのためには相互の間に結合力が働く必要がある。この結合に、三つのモード「イオン結合」「水素結合」「疎水結合」があるわけだ。

ここで問題なのは、いずれにしろビタミン大量投与には理論的な根拠があるか、ということである。キャップ女史への説明はもっとあっさりしたものだった。日本語だからこそこれだけの説明ができるのである。

けれど、女史は私の話を聞いたとき、初めてビタミン大量投与の意味がわかったと言って、感謝の言葉を述べてくれた。

ところで、私が分子栄養学について書いた最初の本は『分子栄養学序説』（現代書林）

であるが、先のポーリング研究所訪問の翌年（一九八四年）に出版されている。これはツッカーカンドル所長との約束によるもので、後半は英訳がついて三石巌全業績におさまっている。

最後に、本書の初めの方でお約束した、ポーリングの最期についての所感を記す。先にも書いたように、一言で言えば彼の死はビタミンCの過剰が原因である可能性が大きい。彼が一九八四年に東京で講演したとき、カゼをひけば一日四〇グラムのビタミンCを摂っていた。また彼の死後一カ月もたたないときに刊行されたセラフィニ著『ライナス・ポーリング』によれば、ビタミンCの一日摂取量は五〇グラムになっている。

彼の上衣のポケットにはビタミンCの一グラム入りカプセルがガラガラしていた。それをつまみ出して口に入れるのを私は見ている。一日量がポケットにあったのではなかろうか。

それは茶目っ気のある風景であった。前述の伝記によれば、ポーリング家の一族は型破りであった。父親は薬局を経営し、超常現象による血液浄化剤の誇大広告をしたことがある。兄は画家で霊能者であった。お告げによって金鉱を探したこともある。おばは金庫破りの名人として西部に名をとどろかせた人である。

ポーリングは中学生のとき火薬を作ってそれを路面電車のレールにのせた。私は小学生のときSLの走るレールに小石をのせて見ていた。

著者セラフィニによれば、ポーリングはドン・キホーテのような空想家であった。

ポーリング夫人が全身のガンで亡くなって二年ほど経ったとき、私はその原因がビタミンCの摂りすぎにあるのではないか、ビタミンCを大量に摂取したときにはビタミンEも平行して摂らなければならないと思うのだが、という意味の手紙を出した。そしてそこに「ご存じの通り」と書いた。しかしセラフィニの本を見ると、それが「ご存じの通り」ではなかったらしいことが読み取れる。

先ほどから何度か登場している友人、木本教授の著書『Lアスコルビン酸カスケード』（オーム社）によると、Lアスコルビン酸つまりビタミンCは、大量に摂るとデヒドロアスコルビン酸というラジカルが生じるとある。ラジカルとは活性酸素のような性質をもつ分子のことだ。つまり発ガン物質である。一日四〇グラム、五〇グラムどころか、一〇グラムでも危ないという。

木本教授の本は一九九四年九月に出版されたので、ポーリングに手紙を出したとき私はこんなことを知らなかった。私のビタミンCの大量摂取に対する警告もこれとは違うものだった。

活性酸素とガンとの関係については、ここまで読まれた読者諸君はすでにご存じのはずだが、その活性酸素には弱いものもあり強いものもある。いちばん弱いのは過酸化水素で、いちばん強いのはヒドロキシルラジカルである。ビタミンCにはこの最弱を最強に変える作用があるのだ。その危険性はビタミンCの濃度が高いほど大きいと考えていいだろう。

ただし、この化学変化は、前にも触れたように二価鉄イオンまたは一価銅イオンの存在下でなければおきない（六五ページ参照）。そして鉄や銅のイオンは、血中のフェリチン・トランスフェリン・セルロプラスミン・オボフェリチン（卵黄由来）・ラクトフェリン（牛乳由来）などのタンパク質によって補填《ほてん》される性質のものである。しかし、全てが決定論でないのがミクロの世界の掟、「量子力学」の教訓である。

私はビタミンC大量投与による現象に対して「ビタミンCの突出」という名称を与えている。

私はポーリングへの手紙の中にビタミンEの役割を抽象的に記した。彼がそのことをご存じだと思ったからだ。彼は私同様に貧乏人の出身である。そこで、いつもビタミンは安いのがいいと言っていた。ところがすでに述べたとおり、ビタミンEとよばれているものは多種多様であって、本来の作用を持つものも、持たないものも体内吸収率が悪いことが、彼にとって落とし穴ではなかったのか。

そこでビタミンCの摂取は木本教授の示すとおり一〇グラムを限度とするのがよかろう。そして、少し多く摂るときは吸収のいいDアルファトコフェロールを十分に摂るのがよかろう。これは最強の活性酸素ヒドロキシルラジカルのスカベンジャーになるからだ。ちなみにベータカロチンにも同様な作用がある。

ポーリングが、同い年の私より早く亡くなったことを、ビタミンCの過剰にのみ押しつけるのが正しいという自信はない。分子栄養学の立場からすれば、ビタミンC過剰よりもタンパク不足が指摘されることになる。自治医大の香川靖雄教授は、かつて雑誌『科学』に、世界中にタンパク質を摂りすぎている人は例外でしかない、という意味のことを書いた。これは、特別な食生活なしにタンパク質の必要量を摂取することの困難さを示唆するものではなかったか。

健康医学は日進月歩する

毎日の新聞をよく見ていると、健康医学関係の記事の案外に多いことに気付く。この事実はこの分野に未開拓のものが無限にあることを思わせる。それでなければ新しい情報がそんなにたくさん出てくるはずがないではないか。

無論、これらの記事を無関心で見逃すことは可能である。でもそれは、自分の健康を自分で守ろうとする態度ではない。自分の健康管理を他人に委《ゆだ》ねることになってしまうからだ。

健康医学関係の一般向け雑誌というジャンルがなかなか栄えている。どの雑誌の新聞広告を見ても、眉にツバをつける気にもなれないようなテーマが大きな活字で飛びこんでくる。これは理科離れの世界の象徴と言っていい。編集者に知識も見識もないことを問う風潮がないのは見苦しい。

本当ならば、健康管理には分子生物学のパラダイムがなければならぬ。それがあれば、読者は生命の実体と出会い、現代科学と出会うことができるはずなのである。出会いの価値はよく言われるが、それは人との出会いに限らないのである。

誰があなたを救ってくれるというのか。あなたの知をくもらせるものがどこにあるというのか。テレビも怪しいものだ。残るは新聞のみだろう。全ては情報の発信者のレベルの問題だ。

単行本だってテレビと大差はない。悪貨は良貨を駆逐するという言葉があるけれど、それをよしとするのはニセ金作りのみではなかったか。

健康医学の領域には雑多な品物があり、装置がある。その効果の怪しいものが大部分だ。しかしその判別は容易でない。これはパラダイムと正確な情報とがなければ不可能なのだ。

百年河清《かせい》をまつ、という言葉がある。現状はまさにそれだ。私の著書に『21世紀への遺書』というのがある。ここまで読んで下さった方々にはこの本も読んで頂きたい。

十八世紀の啓蒙哲学者カントは「賢くあれ」という言葉を遺した。これは今日にも生きている。賢い人のみが自分で自分の健康を守ると思っているのかと反問されたら、そう思っていると私は答えるだろう。

あとがき

『学問と私』（『三石巌全業績』収録）に記したことだが、私は文を書くことが何より苦手な人間だった。それがあるときワナにかかって、毎月二つ三つの原稿をものにしなければならない破目に陥った。

本業は学校教育のつもりだったが、その七十年のあいだに共著を含めると三〇〇冊の本を書いた。本書は自分ひとりで書いた本の二六七書目のものである。

全業績の書名を見て頂けばわかることだが、私のように雑多な本を著した人間は例がないだろう。

私の著書の中に健康管理をテーマにした一群のものがある。そのトップバッターは『人間への挑戦』（現代評論社）で一九七二年の刊行だ。このカテゴリーの本が三九冊にもなっている。

理科離れという状況があって、一部の人がそれを慨嘆していることはごく承知のことだろう。私もその一人だが、一般市民の頭を科学の方向に誘うための有効な手段の一つは、科学の方法を用いた健康管理の書物だとずっと考えてきた。その信念の中から一群の書物が生まれることになったと言っていい。

私の本を見て、これは本物だという感想をもった人たちがあることは直接耳に入ってきている。

『インターフェロンの効用』（講談社）が出版されたとき、インターフェロンの発見者である東大の長野先生の目にとまって、賞讃の手紙を頂いたことがある。『ガンは予防できる』は国立がんセンター生物物理部長の永田先生から高い評価を頂いている。今日のビタミンブームのかげに私の著書があることは、知る人ぞ知る、と言ってはばからない。

そんなわけで、私の本は、巷《ちまた》で氾濫する理科離れの健康書とは違っている。前記の『ガンは予防できる』が出版されたとき、朝日新聞がこれを取りあげて、私を「科学教育家」とした。これは私に対する正当な評価だろう。

本書は、編集プロダクション、元気工房の企画したものである。その企画案を示されたとき、私は全体のレジュメがあればそれに従って書く、と言った。それは私にとって空前の試みである。

本書が成功したとすればそれを実現したものは、私にとって全く意外な内容をもつレジユメのおかげである。成功・不成功は別として、本書の特色は、私の頭が他者の舵取りで動いた最初の本、というところにある。本書が、私の著書にふれたことのない方々の手に取られることがあれば、それが成功というものだ。

三石《みついし》　巌《いわお》

●本書の内容と栄養補完食品についてのお問い合わせは、左記にお願いいたします。

株式会社　メグビー　http://www.megv.co.jp
〒102-0072　東京都千代田区飯田橋1-11-2飯田橋MTビル
TEL／〈03〉3265-0314　FAX／〈03〉3265-0319

本作品は一九九五年七月にＰＨＰ研究所より刊行された
『医者いらず、老いしらず』を修正し、文庫にしたものです。

医者いらず、老いしらず

一〇〇字書評

切り取り線

購買動機（新聞、雑誌名を記入するか、あるいは○をつけてください）

□（　　　　　　　　　　　　）の広告を見て
□（　　　　　　　　　　　　）の書評を見て
□ 知人のすすめで　　□ タイトルに惹かれて
□ カバーがよかったから　　□ 内容が面白そうだから
□ 好きな作家だから　　□ 好きな分野の本だから

●最近、最も感銘を受けた作品名をお書きください

●あなたのお好きな作家名をお書きください

●その他、ご要望がありましたらお書きください

住所	〒				
氏名		職業		年齢	
新刊情報等のパソコンメール配信を 希望する・しない	Eメール	※携帯には配信できません			

あなたにお願い

この本の感想を、編集部までお寄せいただけたらありがたく存じます。今後の企画の参考にさせていただきます。Eメールでも結構です。

いただいた「一〇〇字書評」は、新聞・雑誌等に紹介させていただくことがあります。その場合はお礼として特製図書カードを差し上げます。

前ページの原稿用紙に書評をお書きの上、切り取り、左記までお送り下さい。宛先の住所は不要です。

なお、ご記入いただいたお名前、ご住所等は、書評紹介の事前了解、謝礼のお届けのためだけに利用し、そのほかの目的のために利用することはありません。

〒一〇一-八七〇一
祥伝社黄金文庫編集長　萩原貞臣
☎〇三（三二六五）二〇八四
ohgon@shodensha.co.jp

祥伝社ホームページの「ブックレビュー」からも、書けるようになりました。
www.shodensha.co.jp/bookreview

祥伝社黄金文庫

医者《いしゃ》いらず、老《お》いしらず

人生《じんせい》100年時代《ねんじだい》の新《しん》・健康常識《けんこうじょうしき》

令和2年10月20日　初版第1刷発行
令和3年10月10日　　　　第5刷発行

著　者　三石《みついし》　巌《いわお》

発行者　辻　浩明

発行所　祥伝社《しょうでんしゃ》

〒101－8701
東京都千代田区神田神保町3－3
電話　03（3265）2084（編集部）
電話　03（3265）2081（販売部）
電話　03（3265）3622（業務部）
www.shodensha.co.jp

印刷所　萩原印刷

製本所　ナショナル製本

Printed in Japan　© 2020, Iwao Mitsuishi　ISBN978-4-396-31794-2 C0147

祥伝社黄金文庫

三石　巌
脳細胞は甦《よみがえ》る
ボケ、老化を防ぐ「脳の健康法」
高ビタミン、高タンパク、スカベンジャーで身も心も健康に！　分子栄養学が明かす、脳の活性化の原理。

三石　巌
からだの中から健康になる長寿の秘密
95歳が実践した脳、筋肉、骨が甦る「分子栄養学」健康法
からだと素直につき合えば病気にならない――三石流、健康で長生きの秘訣を語る。渡部昇一氏も称賛！

三石　巌
医学常識はウソだらけ
玄米は体にいい？　貧血には鉄分が一番？　卵はコレステロールの元に？――すべて、間違いです！

三石　巌
医学常識はウソだらけ〈実践対策編〉
分子栄養学が教える正しい食事と運動
科学的理論に裏づけられた三石先生の食事と運動、全部見せます！　90歳以上でも実践できる科学的運動法とは？

三石　巌
医学常識はウソだらけ〈一問一答編〉
自力で健康問題を解決するヒント
健康のレベルアップを願うあなたに！92歳で腕立て伏せ50回、95歳でスキーを楽しむ著者がズバリ答えます！

白澤卓二
済陽高穂《わたようたかほ》
がんにならずに100歳まで生きる
アンチエイジングの第一人者と、がん治療の権威とが「どうすれば長寿になるか」を徹底討論!!